図解

よくわかる過敏性腸症候群で悩まない本

鳥居内科クリニック院長 医学博士
鳥居 明 監修

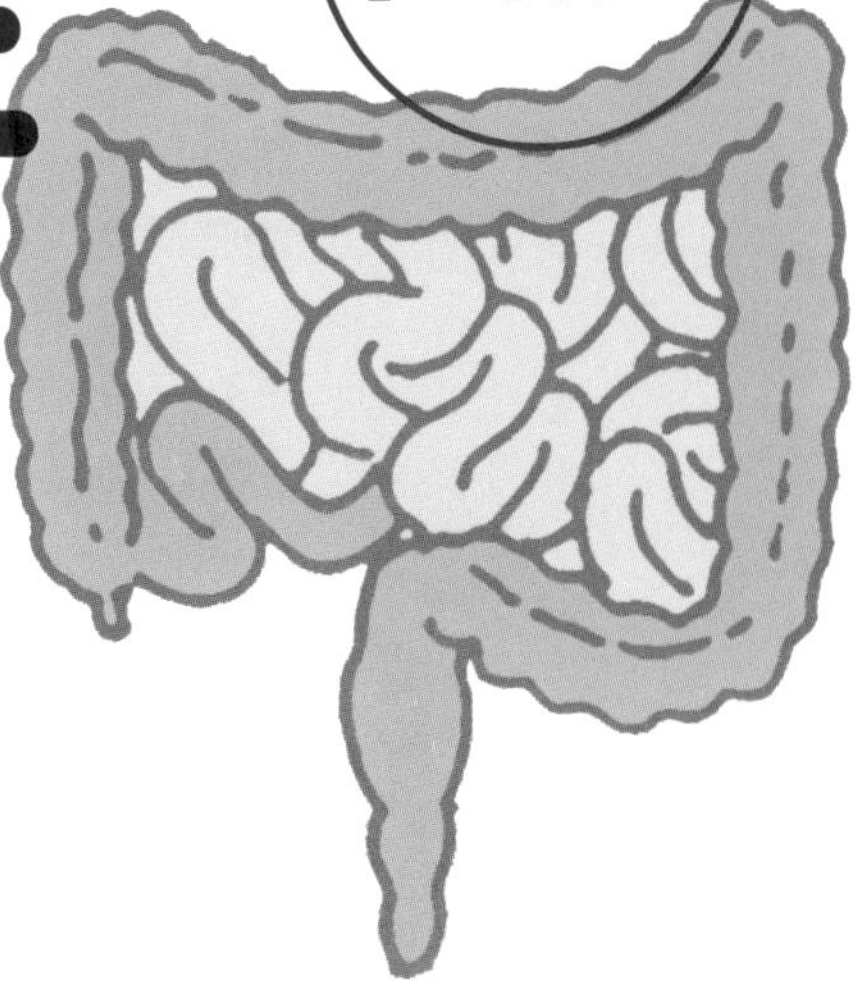

日東書院

はじめに

IBS（過敏性腸症候群）を克服して充実した人生を取り戻しましょう！

緊張によって腹痛や下痢の症状が起きることは昔から知られています。今まで一般社会では、そうした症状が起こる原因をその人の気の持ちようや、個人の精神的な強さ・弱さによるもの、とする傾向にありました。

しかし近年、そうした症状はIBS《アイビーエス》（過敏性腸症候群）と呼ばれ、明確な疾患ととらえられています。IBSは大腸に炎症などの異常がないにもかかわらず、慢性的・断続的に腹痛や下痢などが起こる病気で、悪化すると電車やバスなどの交通機関の利用や、仕事、学業などに支障が生じるようになります。本文でも述べているように、日本国民の10〜15％がIBSではないかと考えられており、決して珍しい病気ではありません。

これといった目に見える異常がないのに、なぜストレス要因でIBSを発症してしまうのでしょうか？　本書は、その仕組みをはじめとしたIBSの全体像を解説することでこの病気への理解を深め、さらに病院でどのような検査や治療が行われるのか、その治療の内容はどういったものなのかをなるべく理解しやすいように説明しています。また、腹痛や下痢・便秘などの症状はほかのさまざまな病気の初期症状でもあるので、そのほかの主な重篤な疾患の説明や、それと鑑別することの重要性も盛り込んでいます。

しかし冒頭でも述べたように、ＩＢＳはストレス要因が大きく影響します。このため、とくに第４章と第５章では、ＩＢＳの治療に際してどのように考えて取り組んだほうがいいかといった要素も盛り込むようにしました。いわば「秘訣」や「心がまえ」といったものです。

ＩＢＳは、直接患者さんの生命を脅かす疾患ではありませんが、平穏な日常生活を台無しにし、人間としての喜びや充実感をも失わせてしまう「人生を脅かす」病気です。ＩＢＳの患者さんはもちろんのこと、多くの人々がこの病気を理解し、充実した人生を送れることを願ってやみません。本書がその手助けになれば幸いです。

鳥居内科クリニック 院長
鳥居 明

もくじ

第1章　IBS（過敏性腸症候群）ってどんな病気？

第2章 検査・診断・治療

第3章 IBSの薬物療法

第4章 生活習慣や食事のコツ

第5章 ＩＢＳと向き合う心がまえ

第1章

IBS（過敏性腸症候群）って
どんな病気？

こんな症状で悩んでいませんか?

日常の生活に支障をもたらすお腹の苦しみ

朝の通勤や通学で電車に乗ると急にお腹が痛くなって、目的地まで我慢できずに途中の駅のトイレにかけ込む人がいます。また、大切な会議やテストなどの「さあ、これから!」というときにお腹がゴロゴロ鳴って不快になったり、腹痛を感じたりして、つらい思いをする人もいます。

一方、こうした下痢の症状だけでなく、食生活の変化など、思い当たることもないのにお通じで苦しむ人や、あるいは下痢や便秘をくり返してしまう人もいます。

このように、お腹の不調がなかなか治らず長く続くことで日常生活がうまくいかなくなって悩んでいる人たちは、みなさんの周りにもいるのではないでしょうか? ひょっとすると、これを読んでいるあなたが、そうした悩みを抱えているのかもしれません。それは、これといった原因がわからないのにお腹の不調が長く続いて日常生活に支障をきたすようになる**IBS**《アイビーエス》―**過敏性腸症候群**《かびんせいちょうしょうこうぐん》という病気なのかもしれません。

日常生活を損なうお腹の悩み

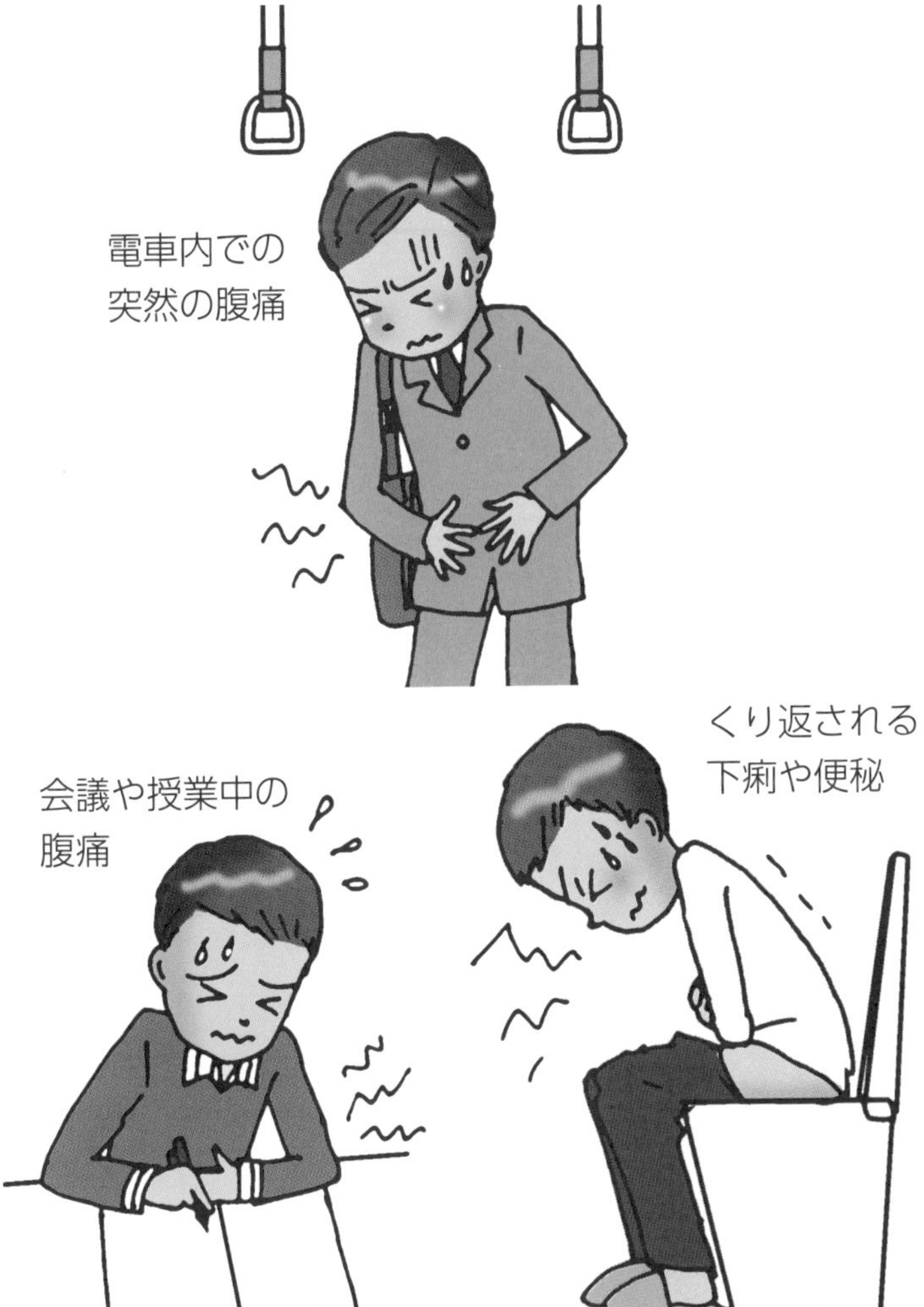
電車内での
突然の腹痛
会議や授業中の
腹痛
くり返される
下痢や便秘

日常生活を送るうえで、急なお腹の不調が慢性的かつ断続的に起こるのはＩＢＳ（過敏性腸症候群）かもしれません。

IBSの特徴①

どんな症状が現れるか

「過敏性腸症候群《かびんせいちょうしょうこうぐん》」という正式な病名からもわかるように、IBS《アイビーエス》は大腸に関するさまざまな症状が起こる病気です。主な症状には、まず我慢できないつらい**腹痛**があります。さらにお腹が張ったような感じ（腹部膨満感《ぼうまんかん》）や、排便したいのにトイレに行ってもなかなか出なかったりするしぶり腹《ばら》、あるいはお腹がゴロゴロ鳴るなどの**腹部の不快感**も起こります。こうした腹痛や腹部不快感は、排便するといったん治まるのも特徴です。そして下痢、あるいは便秘といった**便通異常**が生じます。「IBSは下痢をする」というイメージがありますが、便秘で苦しむケースも多くあります。

こうしたお腹の不調は、ちょっと寝冷えをしてしまったなどが原因で、だれもが日常的に経験するものですし、病院に行くなり、ゆっくり自宅で休養するなりすれば短期間で治ります。ですがIBSは、思い当たる直接的な理由もなく、腹痛や腹部不快感、そして下痢や便秘が、一定期間続いたり（**持続性**）、たびたび起こったり（**再発性**）します。

IBSの主な症状

腹痛と腹部不快感

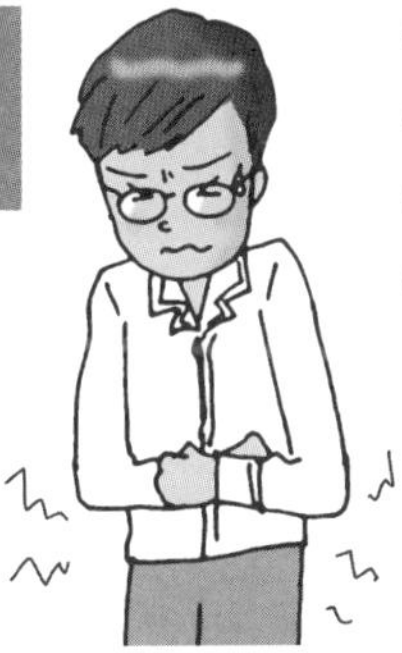

- お腹の痛み
- お腹が張る（腹部膨満感）
- お腹がゴロゴロ鳴る
- おならがよく出る

など

便通異常（下痢や便秘）

- 下痢の症状

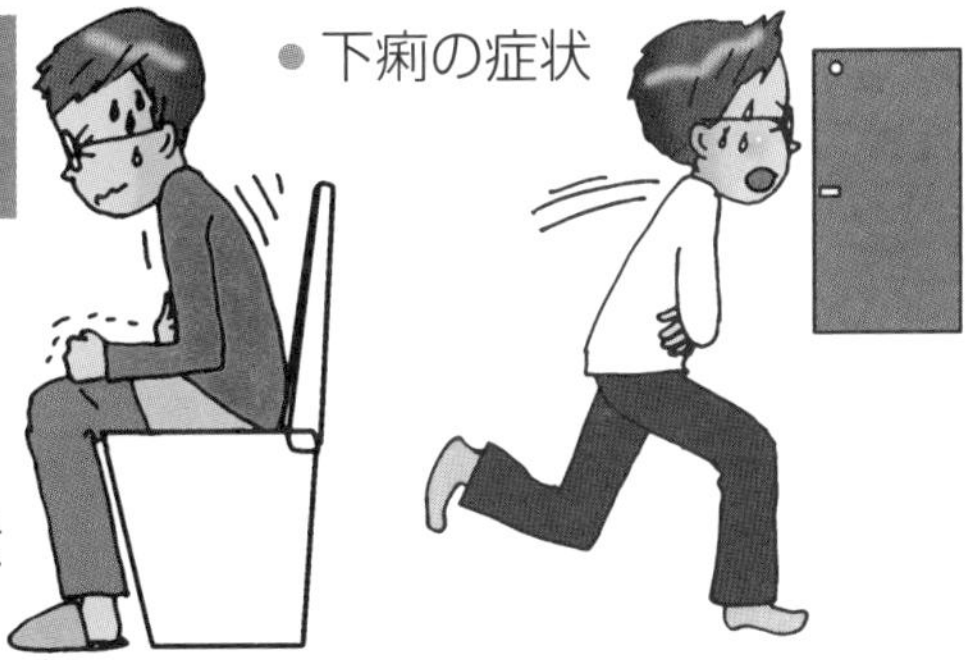

- 便秘の症状

慢性化 再発性

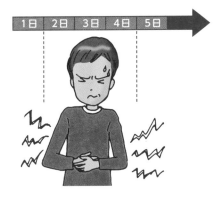

IBSには3つのタイプがある

IBS《アイビーエス》は、次のような3つのタイプに分けられます。以下の分類は、便の軟らかさを目安にしたものですが、こうした便の形状については第2章でまた説明しますので、そちらもご覧ください。

❶下痢型IBS　突然襲う腹痛や下痢の症状を特徴としています。泥のような軟らかい便や、水のような水様便《すいようべん》となります。

❷便秘型IBS　下痢とは逆にお通じが硬くなる状態で、腹痛のほかにお腹が張る感じがします。便の水分が少なくなり、便が硬くなったり小さなコロコロとしたウサギの便のようになったりするのが特徴です。

❸混合型IBS　下痢と便秘という2つの症状が交互にくり返して起こるものです。

このほかに「分類不能型」というものがありますが、これは先に述べた3つの分類に当てはまらないケースという位置づけなので、❶〜❸の分類を頭に入れておいてください。

主に3つに分類されるIBS

タイプ	タイプの定義
❶下痢型ＩＢＳ	軟便（泥状便）または水様便が25％あって、硬い便やウサギのようなコロコロ便（兎糞状便）が25％未満のもの。
❷便秘型ＩＢＳ	硬い便またはウサギのようなコロコロのが25％以上あり、軟便または水様便が25％未満のもの。
❸混合型ＩＢＳ	下痢と便秘が交互にくり返される。硬い便またはコロコロした便が20％以上あり、軟便または水様性も20％以上のもの。

表は、ＩＢＳの診断で用いられている国際基準の「ローマⅣ」（くわしくは第２章「ＩＢＳの診断」を参照）をもとに作成しました。

このほかに、これらの基準が満たされないときには分類不能型ＩＢＳに振り分けられます。

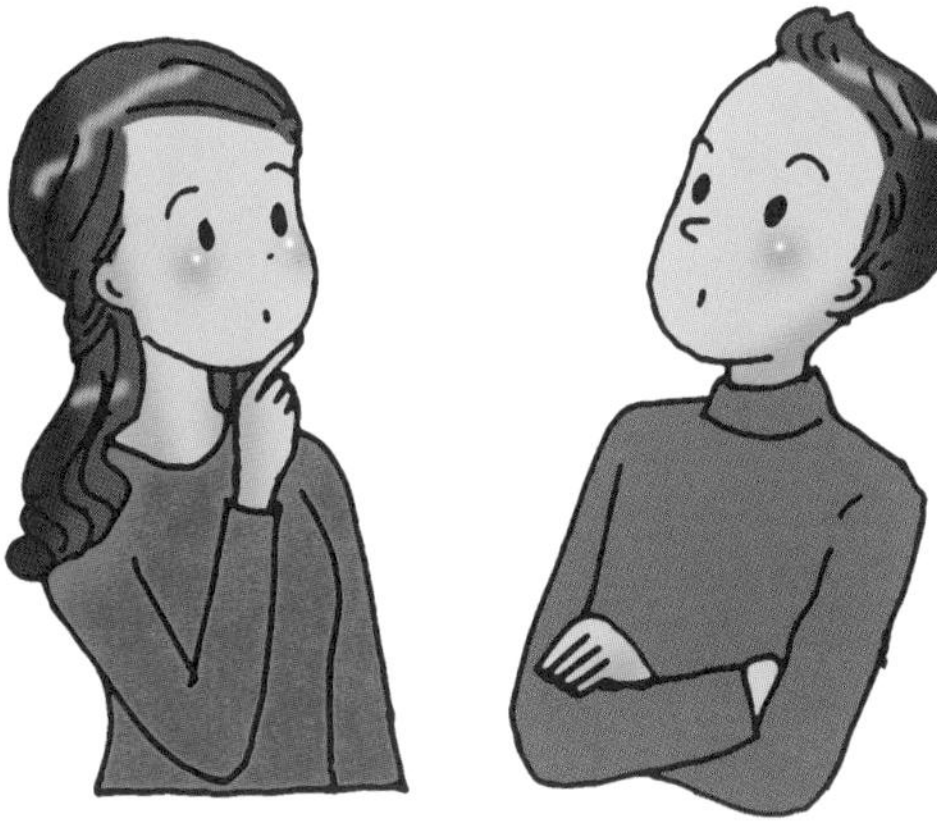

IBSの特徴③

検査をしても、肉眼で見てもこれといった異常がない

下痢や便秘といった症状を調べると、何か原因となる体の異常が認められることがよくあります。あとでくわしく説明しますが、例えば大腸がんになると下痢や便秘が起こり、内視鏡によって大腸にがんを見つけることができます。また、潰瘍性大腸炎《かいようせいだいちょうえん》という病気の場合も内側に炎症が現れます。感染性の下痢も、検査をすればウイルスや病原菌が見つかります。これに対してIBS《アイビーエス》の特徴的なところは、内視鏡をはじめとしたさまざまな検査をしても、**原因と思われるおかしなところが腸に見つからない**ことです。

私たちの体は内臓や組織、器官といった、具体的な形あるものによって作られており、この実質的な形のある物質のことを「器質」といいます。大腸がんや潰瘍性大腸炎では、大腸に腫瘍や炎症といった異常が認められ、それが下痢や便秘の原因となります。しかしIBSでは、こうした**器質的異常**《きしつてきいじょう》がまったくといっていいほど起こっていません。このため、IBSの検査ではこうした器質異常がないことを確認することが重要となります。

IBSをカンタンにいうと、以下のようになります

IBS(過敏性腸症候群)とは…

- 慢性的に腹痛あるいは腹部不快感がある。
- 下痢あるいは便秘などの便通異常をともなう。
- 排便によって、上記の腹部症状が改善する。
- 症状を説明する器質的疾患や生化学的異常が確認されない。

(東北大学病院総合診療部 本郷道夫氏の定義を参考に作成)

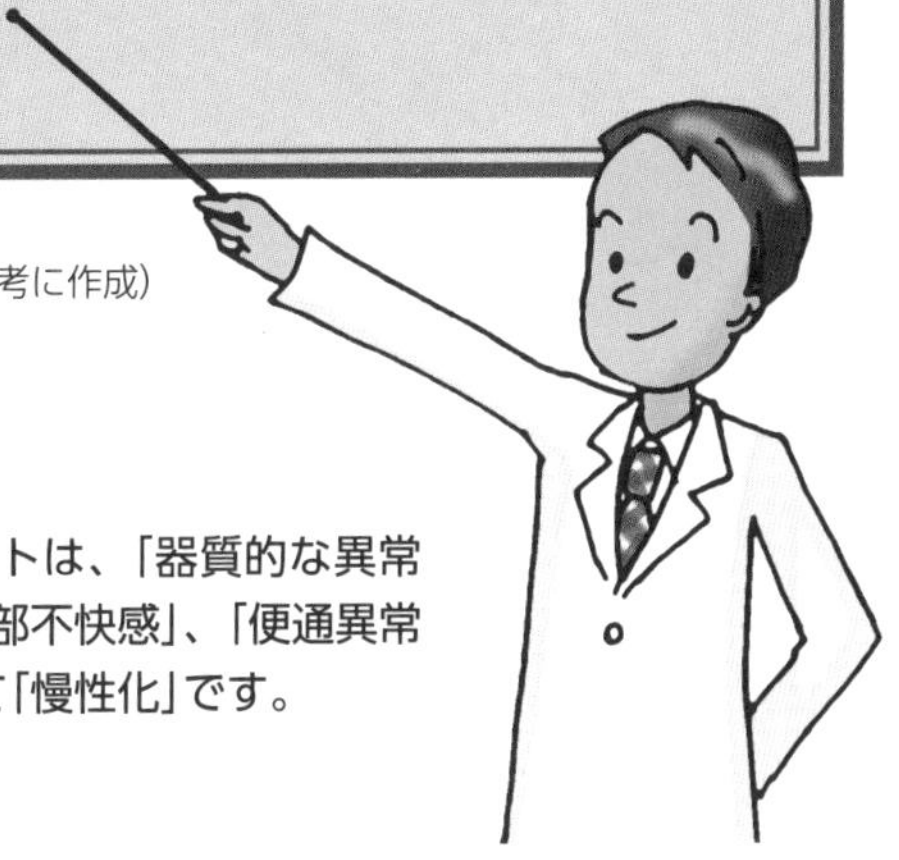

ＩＢＳの定義のポイントは、「器質的な異常がない」、「腹痛」、「腹部不快感」、「便通異常(下痢や便秘)」、そして「慢性化」です。

「腸の機能」がおかしくなるIBS

そもそも下痢や便秘といった便通異常、腹痛やお腹の不快感というのは、だれでも体験するとても日常的な症状です。このため、ちょっとお腹が痛かったり、「下痢気味だな」と感じたりするぐらいでは、ふつう病院には行かないでしょう。

ですが、腸の病気を見てみると、ちゃんと分類することができます。まず、口から肛門までの消化管全体を範囲として、炎症や腫瘍といった器質異常がほとんど起こっていないのに胸やけや胃のもたれ、腹痛、便通異常といった、消化管の機能がおかしくなり、症状が慢性的・再発的に起こるものを**機能性《きのうせい》消化管《しょうかかん》疾患《しっかん》**（ＦＧＩＤ）といいます。原因と考えられるのは食事の内容や季節の寒暖、ストレスなど、さまざまなものが考えられます。

機能性消化管疾患のなかで、口の中（口腔）や食道、胃など消化管の上の部分を除いた、小腸や大腸で起こるものを**機能性《きのうせい》腸《ちょう》疾患《しっかん》**といい、ＩＢＳ《アイビーエス》はこの機能性腸疾患に含まれます。

このほか機能性腸疾患には機能性下痢・便秘、機能性腹部膨満などがあります。

これに対して、炎症という器質異常があり、下痢や便秘の便通異常や腹痛などが腸で起こるものを**炎症性腸疾患**《えんしょうせいちょうしっかん》（ＩＢＤ）といい、機能性腸疾患と明確に区別しています。

つまり、機能性腸疾患に含まれるＩＢＳは、これといった臓器や組織の異常が確認できないのに「腸の機能がおかしくなる病気」といえます。

IBSは 腸の機能がおかしくなる病気

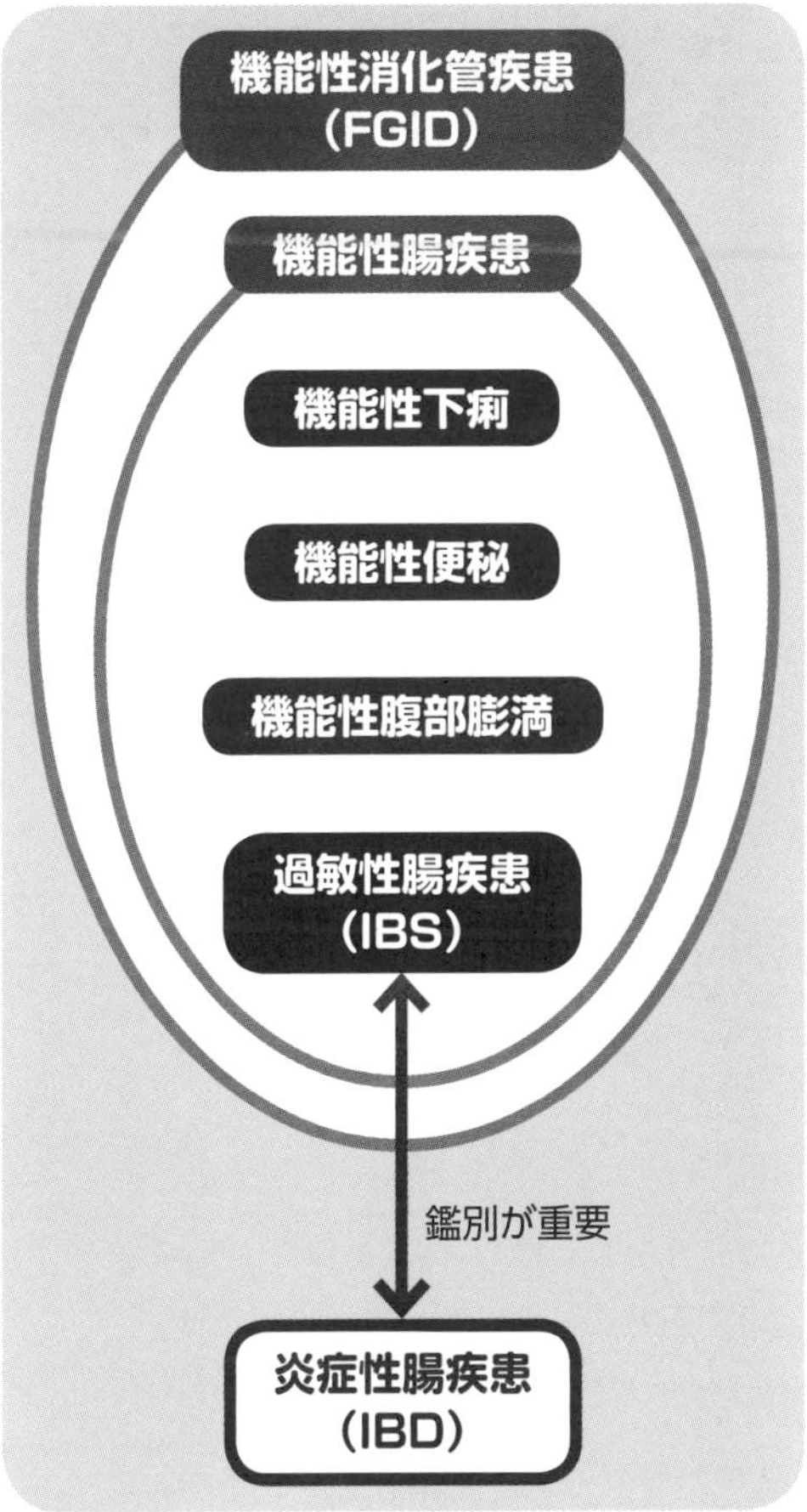
機能性消化管疾患
（FGID）
機能性腸疾患
機能性下痢
機能性便秘
機能性腹部膨満
過敏性腸疾患
（IBS）
鑑別が重要
炎症性腸疾患
（IBD）

図は簡略化してＩＢＳの位置付けや、ＩＢＤ（炎症性腸疾患）との関係性を表しています。ＩＢＳは、器質的な原因が確認できないのに腸の機能がおかしくなる疾患で、「機能性消化管疾患」に含まれる「機能性腸疾患」の病気です。

何ごとにも例外がある

炎症といった器質の異常が見られることもある

器質異常が見られないのに腸の機能が慢性的に損なわれるＩＢＳ《アイビーエス》は、機能性腸疾患に分類されますが、症状から見てＩＢＳと考えられるのに、腸に炎症が生じているケースもあります。また、細菌による急性腸炎にかかってそれが治ったあとに、何年にもわたってＩＢＳ特有の症状が持続するケースもあります。これは「**ポスト・インフェクシャスＩＢＳ（感染後ＩＢＳ）**」と呼ばれ、検査すると多くのケースで便の中に細菌が検出されます。

ですが、こうした炎症や細菌の存在が本当にＩＢＳ症状を引き起こしている原因なのかどうかはわかりません。ＩＢＳと診断された患者さんの大腸に炎症が確認されて、それが進行して本格的にＩＢＤ(炎症性腸疾患)になってしまう場合があります。この場合は、潰瘍性大腸炎としての治療が行われるようになります。また、逆に潰瘍性腸炎を発症して治ったあとにＩＢＳを発症することもあり、その場合も腸での炎症が確認されることがあります。

いずれにしても、ＩＢＳは機能性のもの、ＩＢＤは炎症性のものであり、**臨床的にはＩＢＳは器質異常が見られない**、というのが診断の基準となると考えればいいでしょう。

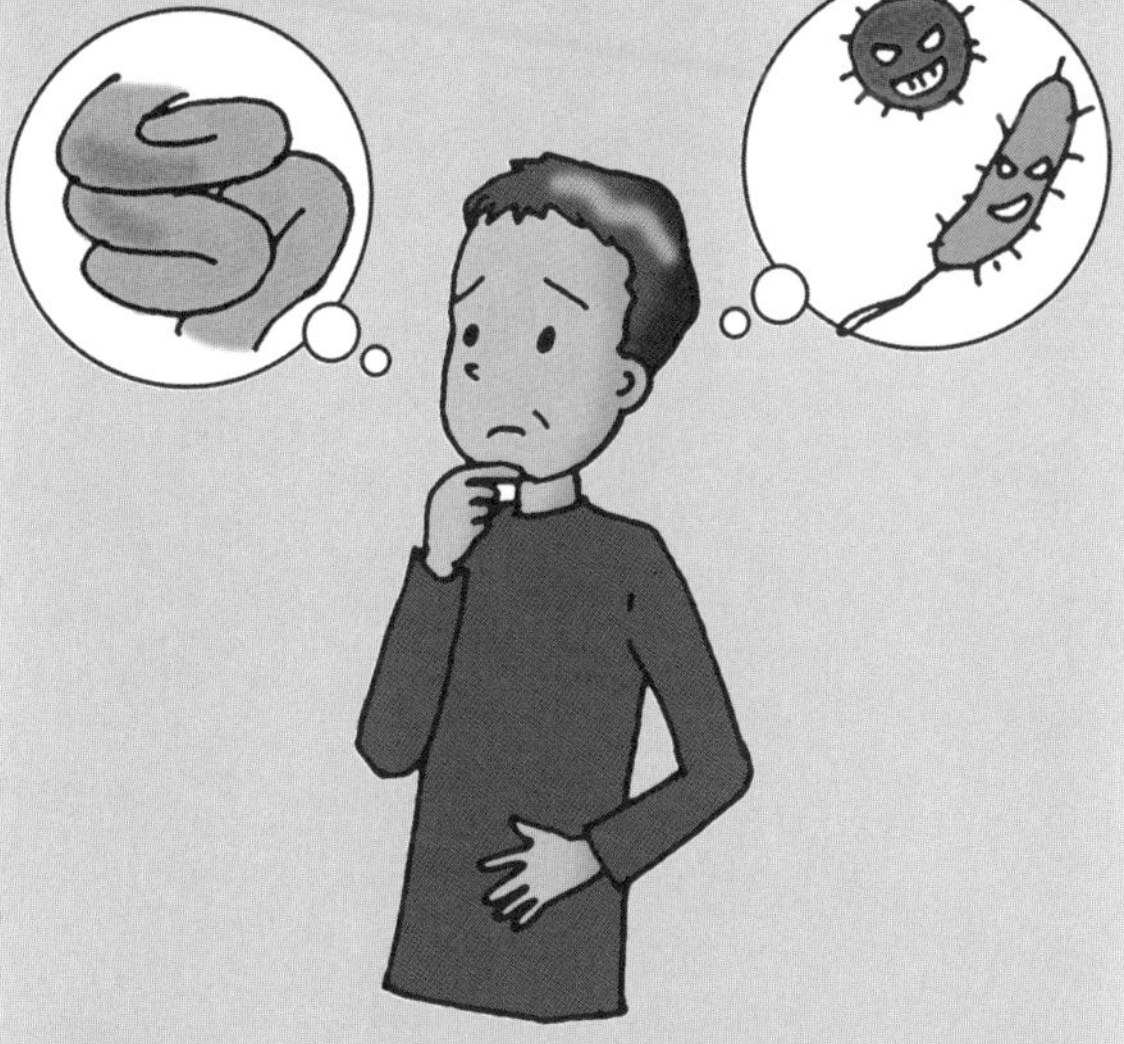

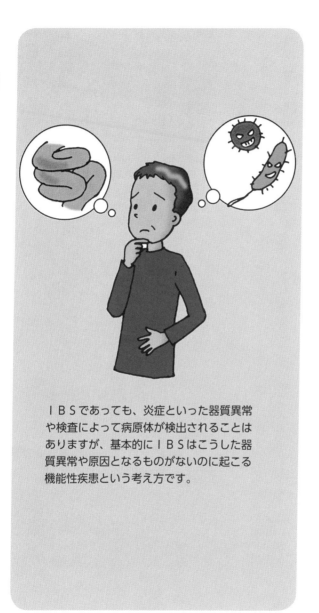

ＩＢＳであっても、炎症といった器質異常や検査によって病原体が検出されることはありますが、基本的にＩＢＳはこうした器質異常や原因となるものがないのに起こる機能性疾患という考え方です。

「命」は奪わないが…

「充実した人生」を損なうIBS

IBS《アイビーエス》と同じく下痢や便秘の症状を現す大腸がんは人の命を奪う怖い病気です。これに対して、IBSは、決して命にかかわる病気ではないため軽く見られがちです。

ですが、電車に乗っているときや、席を外せない会議のさなかなど、日常生活の中で突然腹痛に襲われたり、トイレにかけ込んだりすることになります。IBSの患者さんは、いつそうした症状が現れるのか、常に不安感を持って生活していかなければなりません。トイレの場所を確認しておかないと安心できなくなってしまうため、せっかく家族や恋人と楽しい旅行をしていても常にお腹の調子が気になって、トイレの場所をいちいち確認するようになるので旅行を楽しめません。外出自体をしなくなってしまう人もいますし、それどころか、仕事や学業がうまくいかず、人としての可能性を狭めてしまいかねません。

人間らしい充実した日常生活を送れる尺度のことを**生活の質(QOL)**といいますが、IBSは生活の質を低下させることで人生に大きな影響を及ぼす病気といえるのです。

QOL（生活の質）に関係する要素

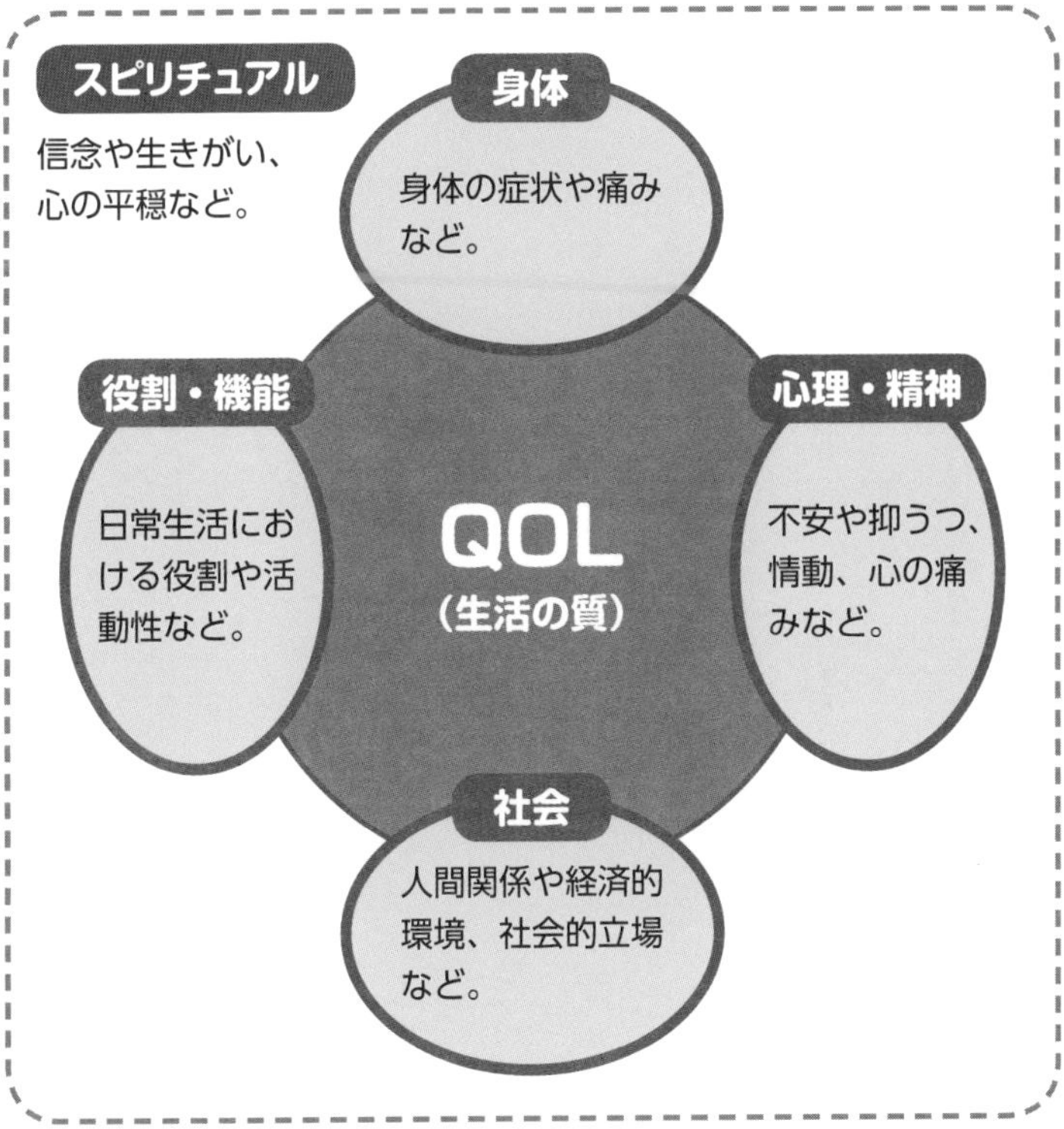
スピリチュアル
信念や生きがい、心の平穏など。
身体
身体の症状や痛みなど。
役割・機能
日常生活における役割や活動性など。
QOL
（生活の質）
心理・精神
不安や抑うつ、情動、心の痛みなど。
社会
人間関係や経済的環境、社会的立場など。

ＱＯＬは図のようないくつかの要素によって構成されます。ＩＢＳにかかることで、身体的に腹痛や不快感などを感じて苦しみます。またそれによって日常生活の活動や役割・機能がそこなわれ、仕事にも影響が及ぶので社会的にも収入の低下や社会的立場に障害が生じます。心理的に自分を責めたり、抑うつを感じるようになったり、さらには生き方や信念にも影響が及ぶ可能性があります。

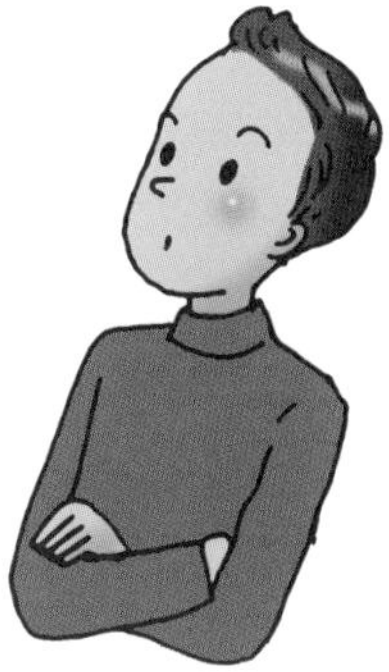

下痢や便秘の患者さんの1割以上がIBS

では、IBS《アイビーエス》の患者さんは、いったいどれぐらいいるのでしょうか？　2008年に行われた1万人を対象にしたインターネット調査※では、13・1％がIBSとされています。誤解を恐れずに言えば、国民全体のうちの1割以上がIBSと考えることができます。

患者数などの統計資料はいくつかありますが、だいたい**全人口の10〜15％、およそ1200万人前後がIBSで悩んでいる**と考えられています。

年齢別で見ると10代から20代の若い人が一番多く、年齢が高まるにつれて少なくなりますが、高齢者になると逆に増える傾向があります。性別でいえば男性よりも女性が比較的かかりやすく、症状の内訳としては男性では下痢型IBSが、女性では便秘型と混合型IBSになりやすいとされています。

これらの数字から見ても、IBSは**意外に身近な病気**ということができます。

IBSの各タイプによる患者の比率

混合型ＩＢＳが一番多く、次に下痢型ＩＢＳが続きます。男性では下痢型が最も多いのに対し、女性では混合型、そして便秘型が多い傾向にあります。

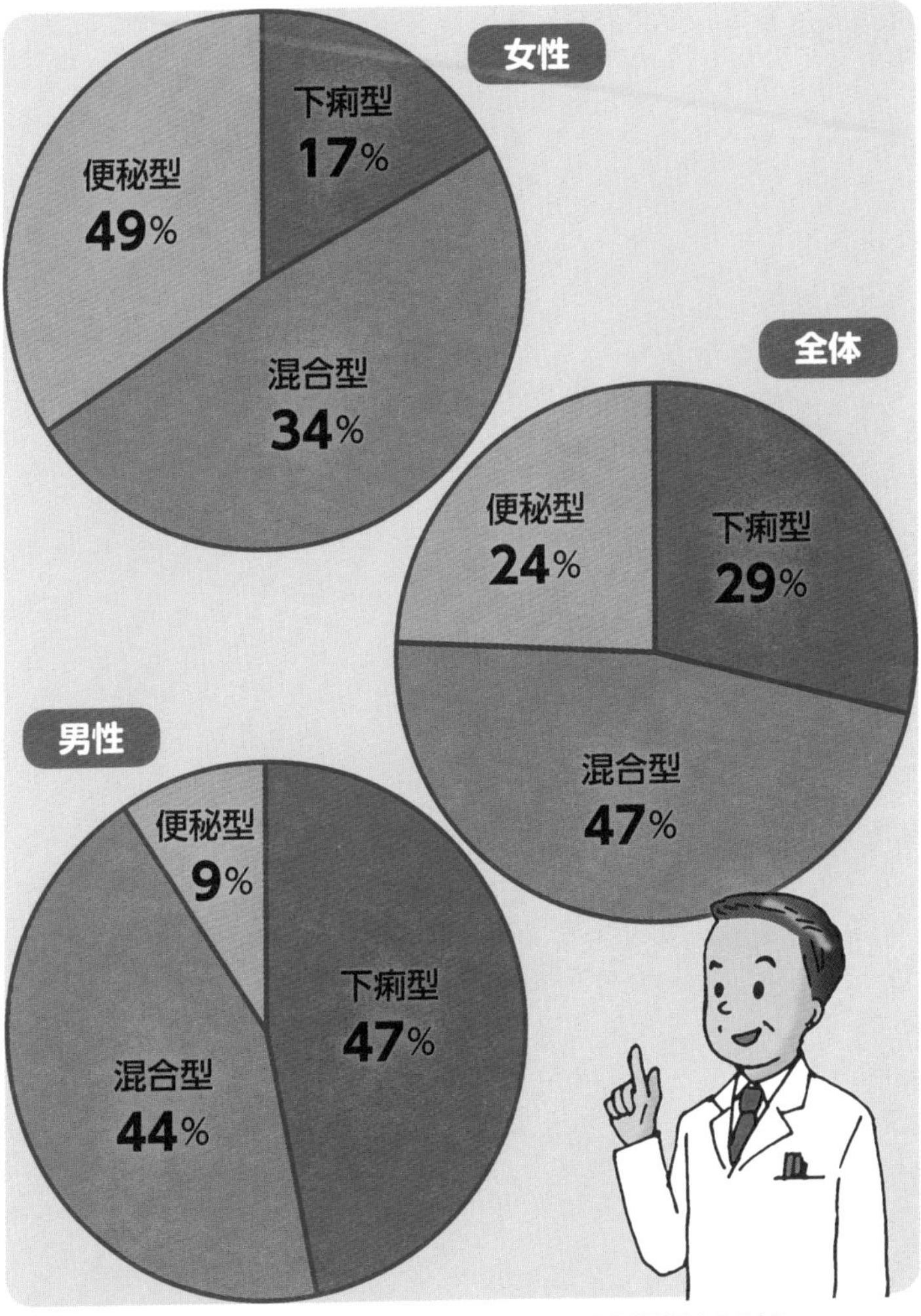

※『機能性消化管疾患診療ガイドライン2014－過敏性腸症候群（ＩＢＳ）』（南江堂発行）収載のデータより。

腸のことを知ろう！①

食べ物を消化し、栄養を吸収する消化器系

腸におかしなところがないにもかかわらず、下痢や便秘などの便通異常や腹痛、腹部の不快感を慢性的に引き起こすＩＢＳ《アイビーエス》は、なぜ起こるのでしょうか？　それを知るために、まず消化器系や腸のことを理解しましょう。

食べ物を消化して栄養分を吸収する器官の全体を**消化器系**といいます。この消化器系の中で、口腔《こうくう》➡食道➡胃➡十二指腸※➡小腸➡大腸➡肛門までの1本の管を**消化管**といい、食べ物はこの消化管を通りながら消化され、栄養が吸収されていきます。同時に消化管は、食べ物を運ぶ「輸送」の役割も担っています。

このほか、消化器系には肝臓や膵臓、胆嚢《たんのう》などの臓器が含まれますが、これらはいろいろな消化液を出すなど、消化や栄養の吸収を助ける役割を持っているため、**消化器付属器官**と呼ばれます。

消化管の中で、胃は胃酸を出すとともに、激しく動くことで（蠕動《ぜんどう》運動といいます）胃酸

※十二指腸は胃と小腸をつなぐもので、分類上、小腸に含まれることもあります。

と食べ物を混ぜ合わせてこれを分解します。分解された食べ物はおかゆのようなドロドロの糜粥《びじゅく》となり、十二指腸を経て小腸に向かいます。

食べ物を消化して 栄養を吸収する消化器系

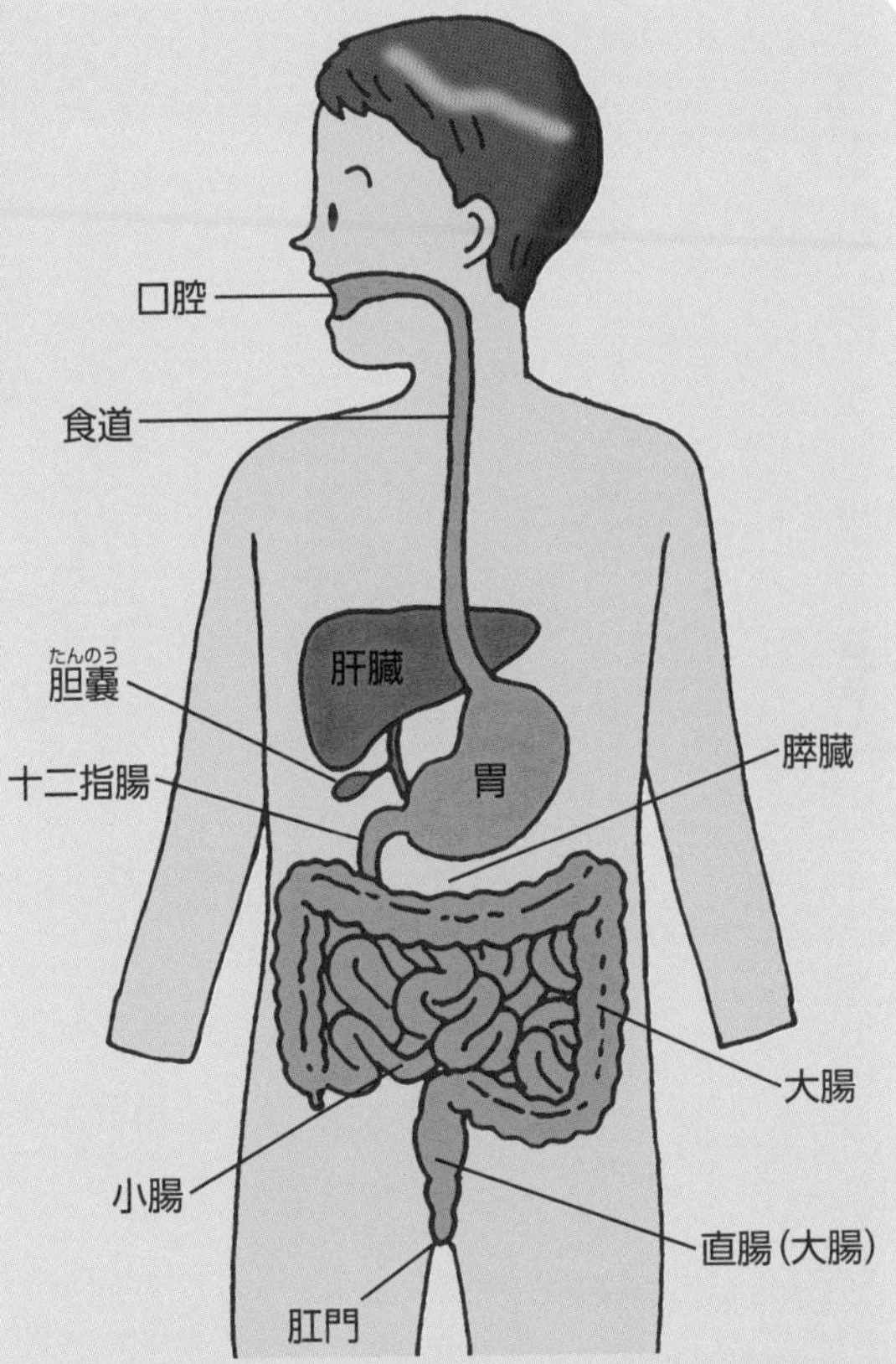

消化器系は消化管と消化器付属器官からできています。付属器官の１つである膵臓は、食べ物を消化する膵液（消化酵素）を十二指腸内に出して、食べ物を分解します。消化管全体の長さは約９mもあり、食べ物はこの長い消化管を運ばれていく中で消化と、栄養および水分を吸収され、便となります。

栄養や水分を吸収する小腸

胃が食べ物を消化する役割を持つのに対して、小腸は消化されてドロドロのおかゆのようになった流動物から栄養や水分を吸収します。

小腸の直径はわずか3～4センチぐらいですが、その長さはおよそ6メートルもあり、内側にはたくさんのヒダと、絨毛《じゅうもう》と呼ばれるとても小さな突起が無数に生えているので、**実際の総面積はとても広く、栄養の吸収効率が高くなっています**。消化された食べ物はこの長い小腸の中を運ばれながら、栄養が吸収されていきます。

ちなみに小腸には、病原菌などをやっつけてくれる免疫細胞もたくさん存在しています。消化管は口と肛門という外への開口部を持つ管で、病原菌が侵入しやすい器官です。このため、食べ物や飲み物と一緒に外から入ってくる有害な物質や病原菌から即座に体を守れるように、**小腸には常にたくさんの免疫細胞が存在している**のです。

消化管の3分の2の長さを持つ小腸は栄養と水分を吸収する

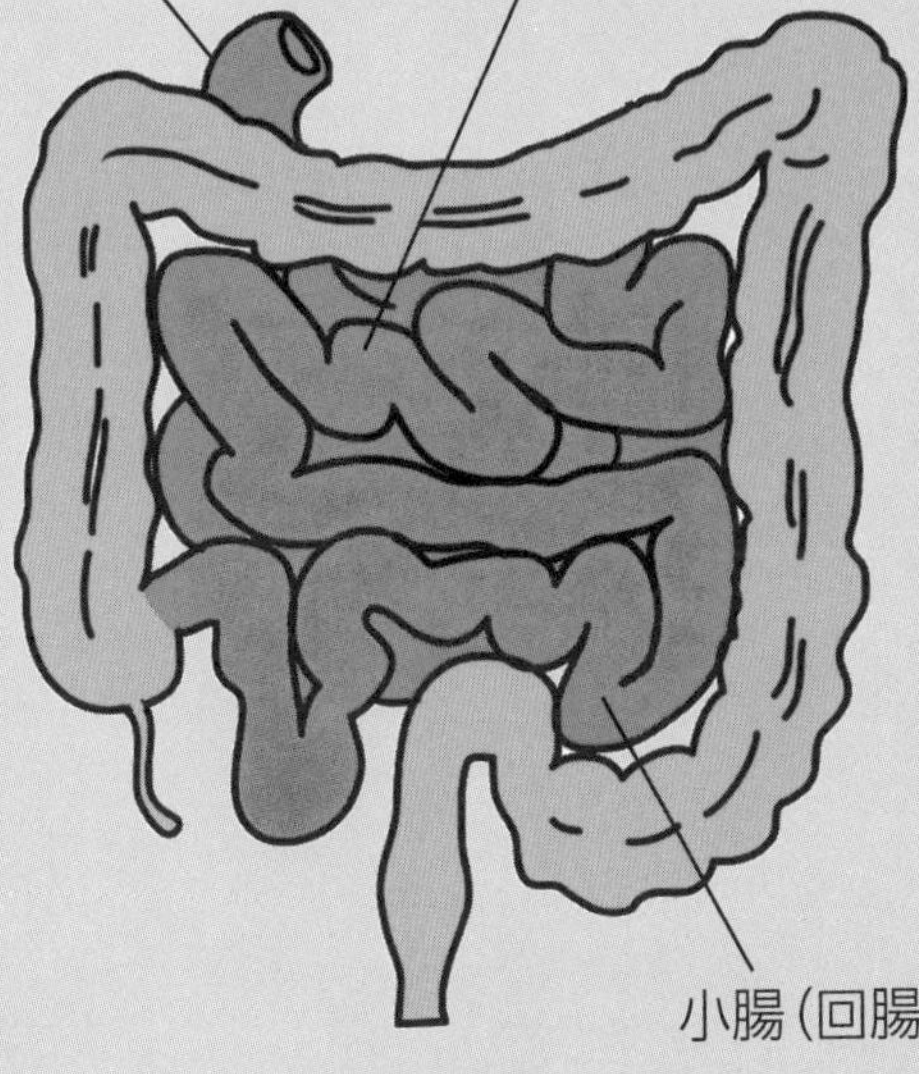

十二指腸の部分では、膵臓《すいぞう》からの膵液と胆嚢《たんのう》からの胆汁といった消化液が放出されます。十二指腸を除いた小腸の前半部分を空腸、後半部分を回腸といいますが、明確な境界はありません。およそ６mにもおよぶ小腸は、ドロドロのおかゆのような流動物から栄養や水分を吸収します。

腸のことを知ろう！③

残りの水分を吸収し、便を作る大腸

小腸の内容物は、栄養を吸収されたあと、大腸に向かいます。

正面から見ると、大腸は小腸をぐるりと囲むように配置されていて、上に向かう**上行結腸**《じょうこうけっちょう》**⬇**横方向に延びる**横行結腸**《おうこうけっちょう》**⬇**下に向かう**下行結腸**《かこうけっちょう》**⬇**Sの字型に曲がった**S字結腸**《エスじけっちょう》**⬇直腸**という部分に分けられます。内容物はこの順番に大腸の中を運ばれます。

大腸の主な役割は、栄養がなくなった内容物からさらに残りの水分や、ビタミンを吸収することです。内容物が大腸を通過する時間はおよそ3〜10時間ですが、その間に余分な水気《みずけ》を取り除かれて固形化・半固形化され、最終的に便になります。つまり、大腸の大きな役割の1つは、便を作り出すことといえます。

便がS字結腸に来ると輸送が止まり、S字結腸にためられますが、一定量になると直腸に流れ込みます。すると直腸に刺激が生じ、脳がその刺激を受け取って便意が生じ、人はトイレに行きたくなるというしくみです。

水分を吸収し、便を作り出す大腸

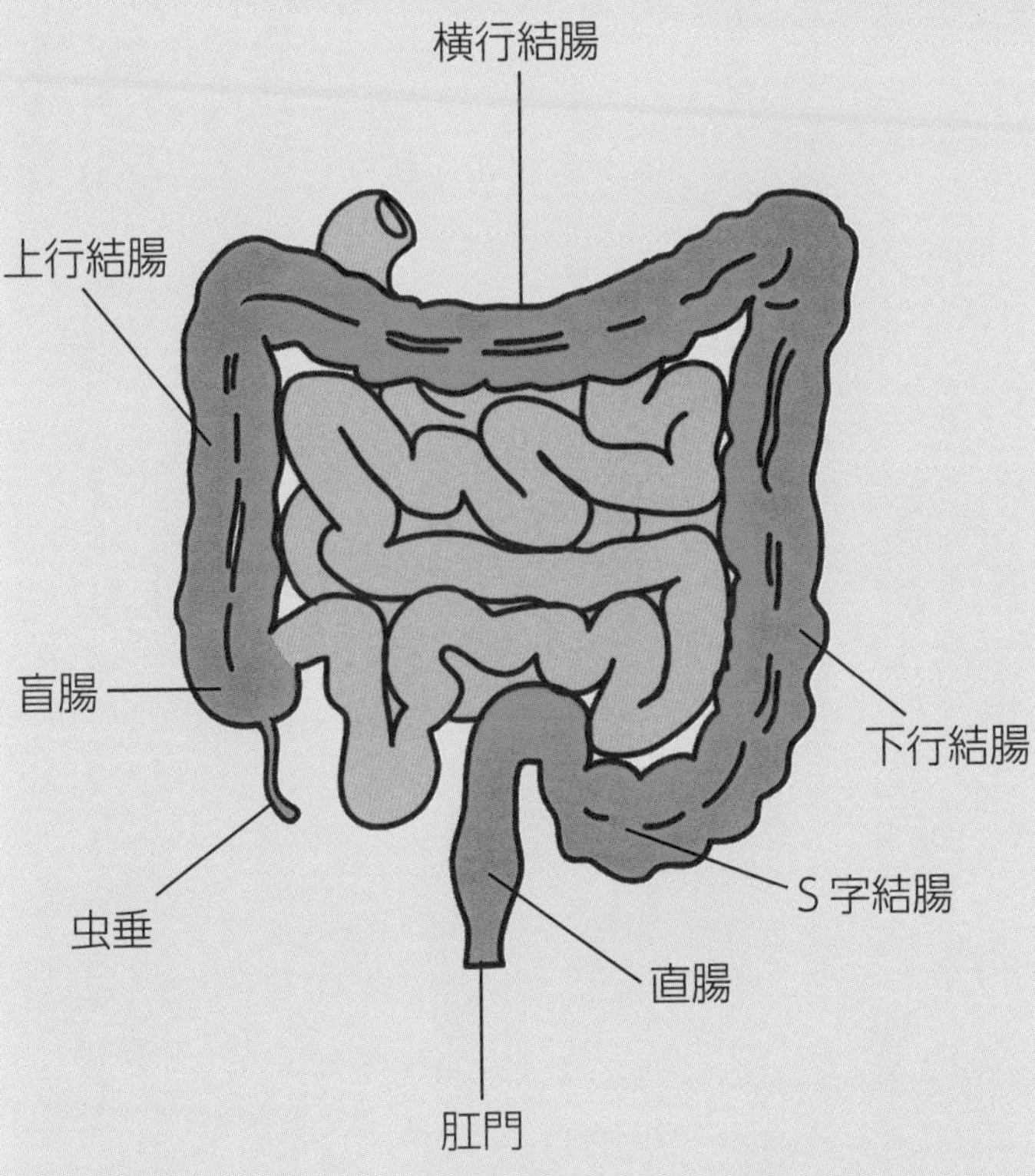

大腸は大きく分けて上行結腸、横行結腸、下行結腸、S字結腸、そして直腸からなり、内容物はそこを通過して便になります。

腸のことを知ろう！④

腸はどうやって内容物を運ぶのか？

食べ物(内容物)は小腸や大腸の中を運ばれ、栄養分や水分その他を吸収されたうえで最終的に便になります。そのプロセスの腸の運動には次の３つがあります。

●**蠕動運動**《ぜんどう》　腸の一部分が収縮するとともに、その後ろの部分がゆるむことで内容物を進行方向(つまり肛門方向)に押し出す動きです。

●**分節運動**《ぶんせつ》　一定の間隔で腸にいくつかのくびれができて、そのあとにゆるんで膨らむ動きです。

●**振り子運動**　腸がアコーデオンの蛇腹《じゃばら》のような運動をすることで、内容物を消化液と混ぜ合わせながら移動させます。蠕動運動が横方向に収縮して管が細くなる動きなのに対して、振り子運動は進行方向に収縮する縦方向の動きです。

これら３つの運動の役割は、分節運動が内容物と消化液の混合、振り子運動が内容物の輸送と消化液との混合、そして蠕動運動は輸送のみをそれぞれ担っています。小腸で運ばれていく過程で内容物は栄養がしぼり取られていき、その吸収のために必要な消化液と混合させる必要がありますが、ＩＢＳが起こる大腸では、主に蠕動運動のみとなります。

腸の3つの運動

蠕動《ぜんどう》運動

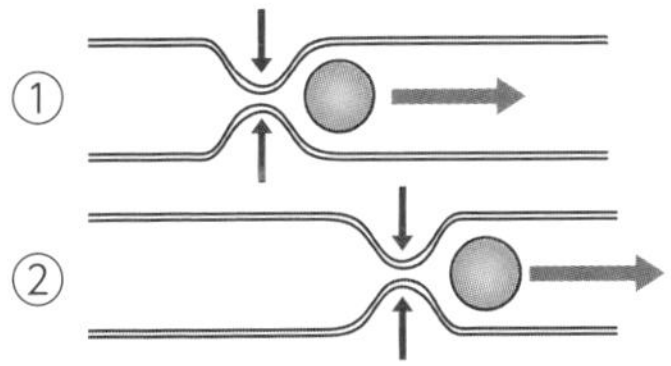

分節運動

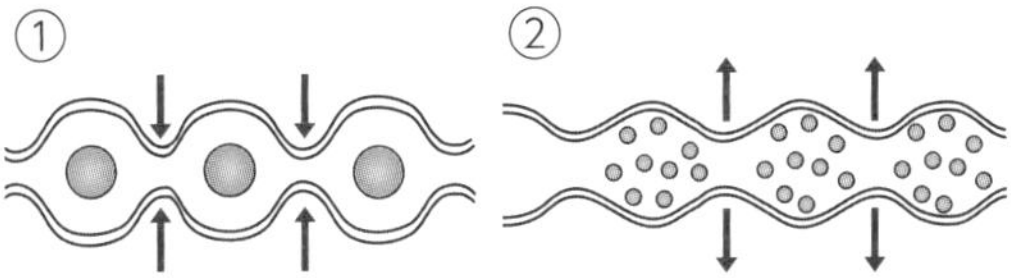

振り子運動

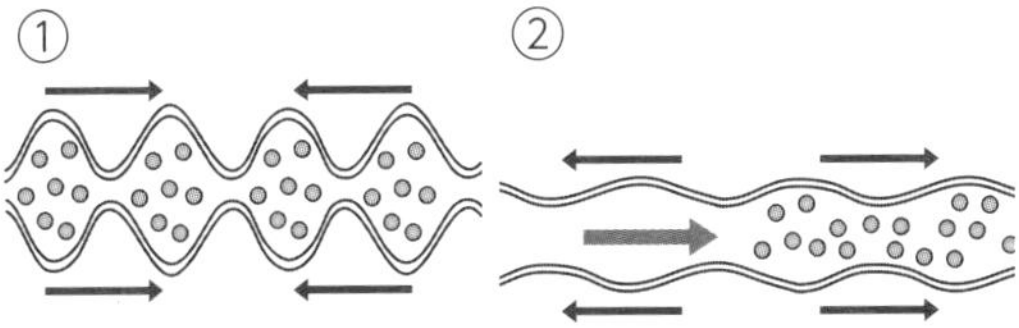

蠕動運動は腸の一部が収縮してくびれることで、内容物を押していく動きです。ＩＢＳなどで活発になると腸管内部の圧力が高まるので、知覚過敏によって腹痛が生じます。ＩＢＳでは排便によって腹痛がなくなりますが、これは刺激を与える便が排出されるからです。分節運動は数か所の部分がくびれたあと、ゆるむ運動です。振り子運動は、腸が前後に縮んだあと伸びる動きです。

脳と腸の関係を表す脳腸相関

腸の運動は脳が神経を介して調節しています。この運動は、心臓の鼓動と同じく、私たちが意識して止めることができない自律したものなので、こうした運動を司《つかさど》る神経のことを**自律神経**《じりつしんけい》といいます。一方、28ページで、直腸に便が流れ込むと、その刺激が脳に伝わって便意が生じると述べましたが、このように腸から脳に向けては感覚が伝わります。**こうした脳と腸の密接な関係を脳腸相関**《のうちょうそうかん》**といいます**。

限界を超えるストレスを脳が感じると、小さな刺激でも脳が過剰に反応する**内臓**《ないぞう》**知覚**《ちかく》**過**《か》**敏**《びん》が起こります。こうなると通常の便意や、内容物によって腸内の圧力が少し高まっただけで痛みとして脳に伝えられます。ＩＢＳ《アイビーエス》の腹痛や腹部不快感は、こうして起こります。

一方で、内臓知覚過敏のほかに**腸管運動異常**《ちょうかんうんどういじょう》も起こります。腸管運動異常によって蠕動《ぜんどう》運動が普通よりも激しくなれば内容物が速いスピードで運ばれるので、水分吸収が大腸で十分に行われず、便が軟らかい下痢型ＩＢＳとなります。反対に蠕動運動が低下すると、内容物の移動がゆっくりになります。そうすると大腸に内容物がとどまる時間が長くなるので必要以上に水分が吸収されて便が硬くなり、便秘型ＩＢＳになるのです。

脳と腸は神経でつながっており、影響し合っている

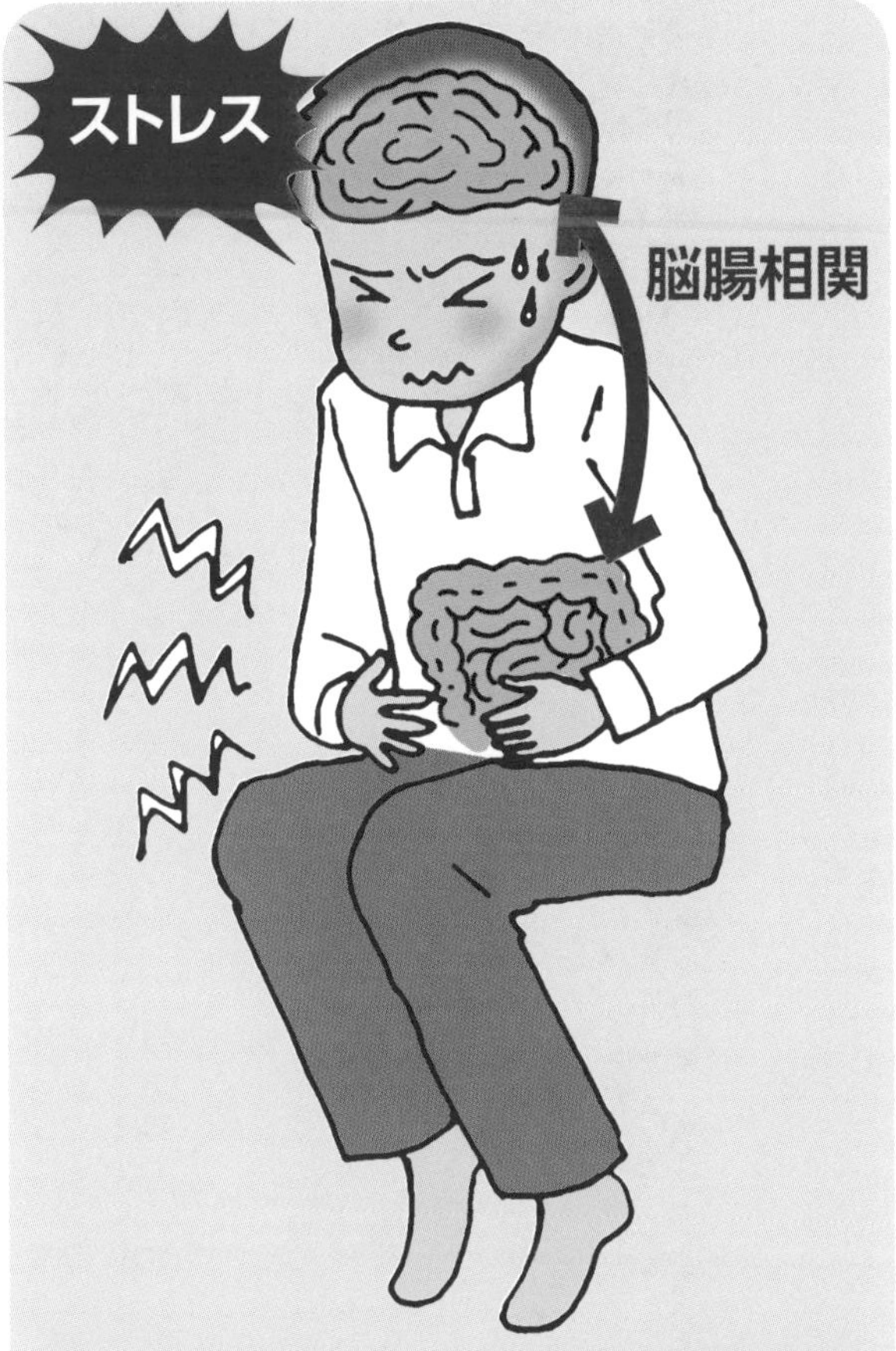

脳がストレスを感じると、自律神経を介して腸の運動異常が起こります。また、腸からは感覚を伝える神経が脳に情報を伝えますが、ストレスを感じている脳はこの感覚に過剰に反応し、知覚過敏を起こして腹痛が起こります。

情報を伝える物質がある

腸の運動を活発にし、感覚を過敏にする物質セロトニン

脳と腸は神経を介して密接につながっていますが、その情報の伝達はどうやって行われているのでしょうか？　人間は情報を伝えるときに、言葉を使って相手に伝えますが、私たちの体を作っている内臓や組織、細胞は、こうした言葉の代わりに化学物質を使ってお互いに情報のやり取りをします。その化学物質の中で、神経での情報のやり取りに使われるのが**神経伝達物質**《しんけいでんたつぶっしつ》です。神経伝達物質が神経細胞の特定の部分にくっつくと細胞が活動を始め、刺激が伝わります。いわば「鍵と鍵穴」の関係に似ています。

神経伝達物質の1つである**セロトニン**（略称は5－HTといいます）は、脳と腸にたくさん存在しており、総じて覚醒や組織の活性などをもたらします。普通の状態では、セロトニンは腸を正常に活動させているのですが、脳がストレスを感じると、脳腸相関《のうちょうそうかん》の影響によって腸がセロトニンに過剰に反応して運動や感覚に異常が生じます。こうして、内臓知《ないぞうち》覚過敏《かくかびん》による腹痛や腹部不快感、腸管運動異常《ちょうかんうんどういじょう》による下痢などが起こるようになります。

このセロトニンの効果を弱めることで効果を発揮する薬として一般名：**ラモセトロン塩酸塩**[※]があり、下痢型ＩＢＳの治療に幅広く使われています。

セロトニンが影響する脳腸相関

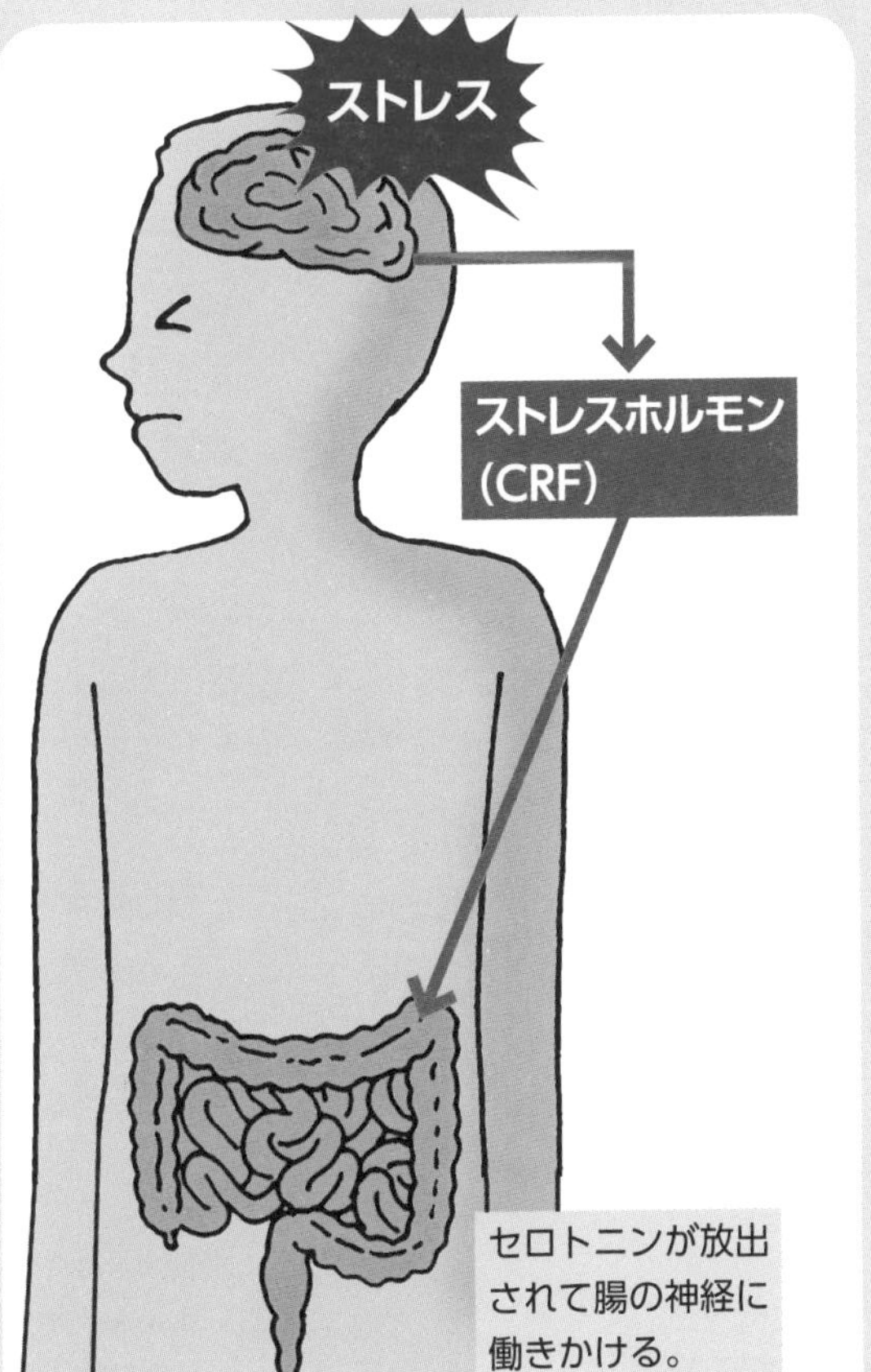

脳がストレスを感じると、ＣＲＦというストレスホルモンが放出されます。その影響で、腸のセロトニンが過剰に放出され、それの作用で腸の神経が活発になってしまうことで、腸管運動異常と内臓知覚過敏が起こります。

※商品名は「イリボー」。

IBS発症の引き金

ストレスと大きな関係があるIBS

ＩＢＳ《アイビーエス》は日々の食生活やそのほかの環境因子も症状を誘発する要因となりますが、やはり**心理社会的ストレスと、脳腸相関《のうちょうそうかん》のしくみによって症状が起こる病気**といえます。

潰瘍性大腸炎《かいようせいだいちょうえん》などの器質異常の疾患の場合は、睡眠中でも下痢や腹痛の症状が出て真夜中にトイレに駆け込むことになりますが、ＩＢＳの患者さんでは、脳が寝ているときに症状が出ることがありません。つまり睡眠中など意識がないときには症状が現れないのです。

また、会社や学校に行くのが憂鬱《ゆううつ》だと感じている場合でも、休日に家でゆっくり過ごしているときにはＩＢＳの症状があまり出ません。あるいは電車に乗る場合も、朝の出社時には症状が出ますが、家に帰る退社時には症状が出ないことが多いです。

何かのきっかけがＩＢＳの症状を引き起こす場合があります。例えば、通勤中に腹痛が突然起こってつらい思いをした、ということがあると「また起こるのではないか？　ひょっとすると今度は電車の中で漏らしてしまうのではないか」と不安を覚えます。こうした心理を**予期不安**といいます。このように、ストレスが原因とはいっても、その内容や度合いは個々人によって異なっています。

ストレスはだれでも体験する

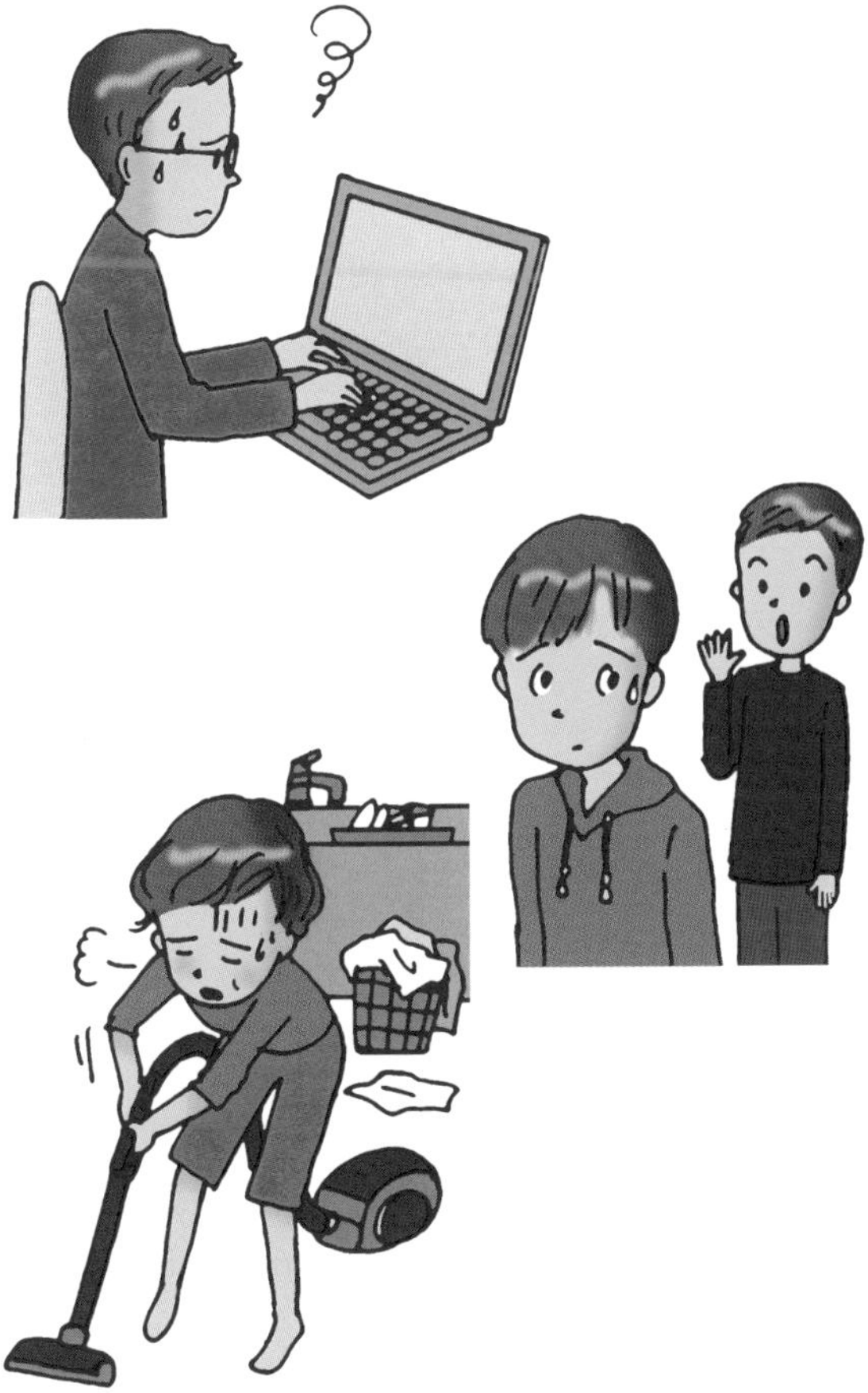

ストレスは人間ならば誰でも体験するものです。「ＩＢＳはストレスを受けやすい人がかかる」と考えられがちですが、逆にいえばそういう人は繊細で、対人関係や仕事、生活などで幅広い視野を持っているともいえます。決して「ストレスに負けた人」がＩＢＳにかかるわけではないので、患者さんは前向きに治療してください。

ストレスには個人差がある

ストレスを感じることは「悪いこと」なのか？

ストレスはＩＢＳ《アイビーエス》の発症に大きく影響していますが、実は国際的にも国内的にも、**ＩＢＳの診断基準にはストレスの要因が含まれていません**。診断基準に関しては第２章で述べますが、なぜストレスはＩＢＳの診断の基準にならないのでしょうか？　それはストレスを感じるということが人それぞれであり、さらに置かれた状況や環境によってさまざまなので、診断のための明確な線引きができないからです。ストレスを感じる限界値は、それこそ人の数ほどあります。予期不安が要因とはいっても、通勤通学の電車で激しい腹痛を感じても不安に思わず、翌日も平気で電車に乗る人もいます。

確かにストレスを感じやすい人はいますが、ではどういった人がストレスを感じやすい人で、どこまでストレスを感じればＩＢＳを発症するのかはわかりません。「くよくよしてストレスを感じやすい性格だから、下痢するのだ！」という人もいますが、これはかなり乱暴な意見といえるでしょう。なぜなら、そういう意見を持つ人ですら、「その人の限界値」を超えるストレスを感じて、ＩＢＳになる可能性もあるからです。

ＩＢＳの正式名称は「過敏性腸症候群」です。「過敏」というと、「弱さ」や「もろさ」というイメージですが、あえて言えば**敏感が過ぎる**ということです。仕事への責任感や、他人との関係性に対して敏感であるということは決して悪いことではないのですから、ＩＢＳの患者さんは、前向きに治療に臨むことが大切です。

ストレスの感じ方は1人ひとりで違っている

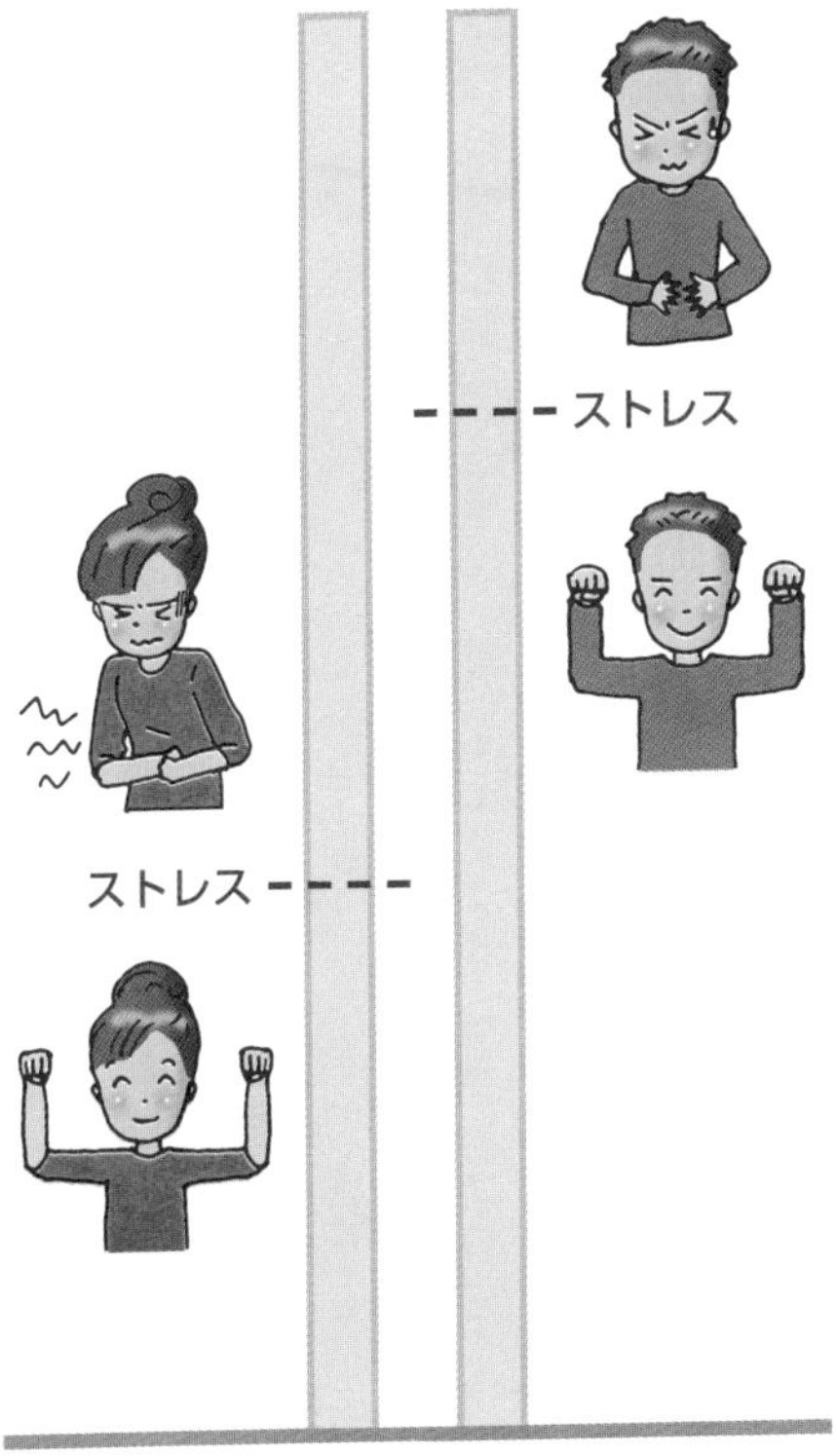

ストレスは１人ひとりで異なっています。その限界値もそうですし、何をストレスと感じるのかといったストレスの種類も百人百様です。ＩＢＳで悩んでいる人は、周りに気が利くとても視野の広い人という見方もできるので、「自分はなんて情けないんだ……」などと思い悩む必要はありません。医師とともに、前向きに治療に取り組みましょう。

「除外診断」の重要性

IBSと似ている重い病気に注意が必要

IBS《アイビーエス》は心理社会的ストレスが影響しているといいましたが、便通異常や腹痛、腹部不快感といった症状は、IBS以外にも多くの病気で起こります。とくに長く続く場合には、重い病気の可能性もあります。

このため医師は、問診などを行って重い病気の可能性がある場合は内視鏡などの検査をして、腸に炎症などの器質異常がないかどうかを確認してから、IBSの診断を下します。いわば、まず重い病気を取り除いていってから絞り込むわけです。このような、可能性を1つずつ取り除いて最終的な診断を下す方法を**除外診断**といいます。

医療機関で医師にやってもらわなければ正しい除外診断をすることはできません。ですから「IBSかもしれないけど、下痢や便秘で病院に行くのも恥ずかしいし、いつものことで慣れたから病院に行かなくていいや」などと考えてはいけません。なかなか治《おさ》まらない便通異常や腹痛、腹部不快感の場合は、まず病院に行って診断してもらいましょう。

42ページから、IBSと似た症状で、優先的に除外診断される主な病気を説明しますが、自分勝手に判断せず、当てはまるようなら、医師の診断を受けるようにしてください。

除外診断によってIBSに絞り込む

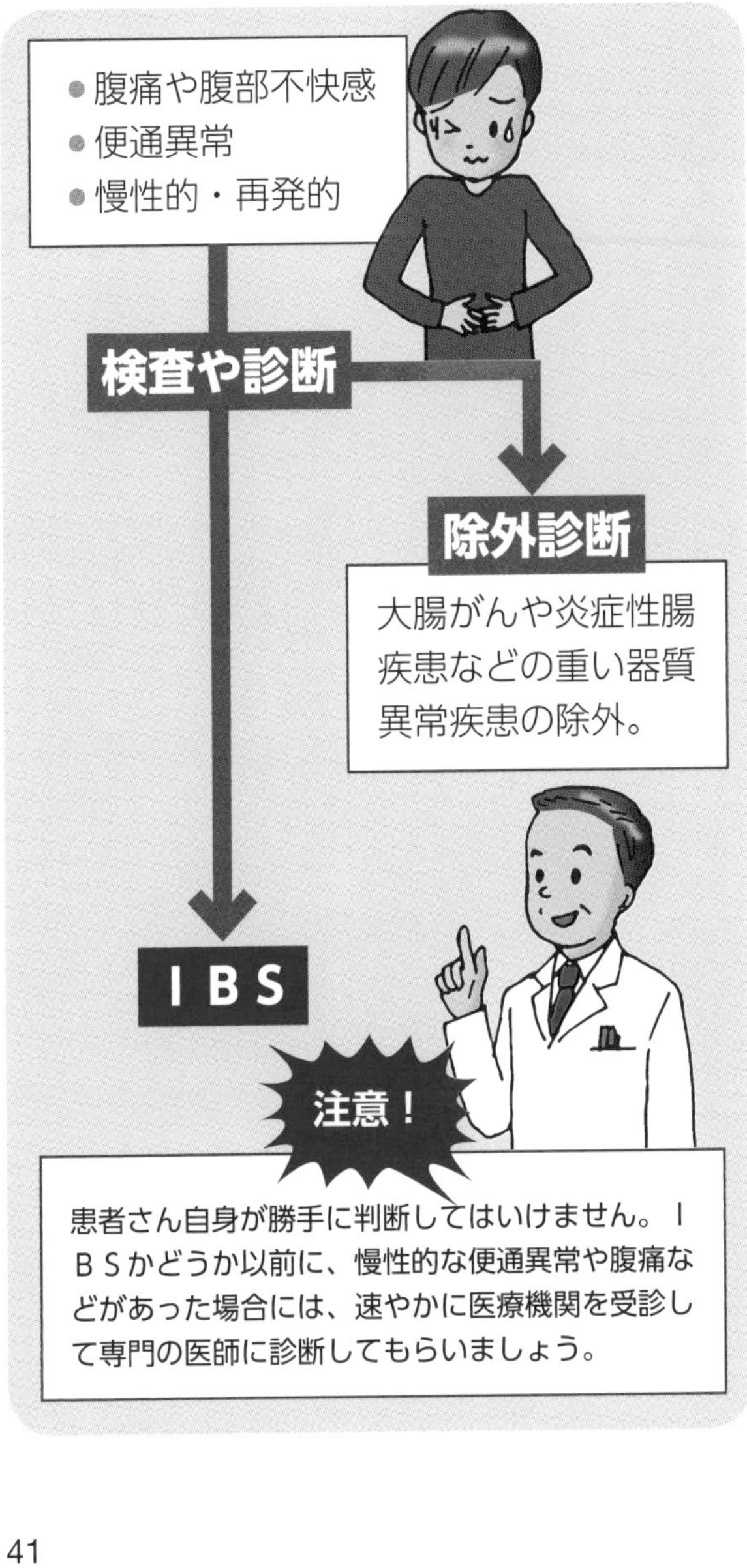
●腹痛や腹部不快感
●便通異常
●慢性的・再発的
検査や診断
除外診断
大腸がんや炎症性腸疾患などの重い器質異常疾患の除外。
IBS
注意!
患者さん自身が勝手に判断してはいけません。IBSかどうか以前に、慢性的な便通異常や腹痛などがあった場合には、速やかに医療機関を受診して専門の医師に診断してもらいましょう。

潰瘍性大腸炎

潰瘍性大腸炎《かいようせいだいちょうえん》は大腸内側の粘膜に慢性的な炎症が生じて、潰瘍ができたりただれたりする病気で、ＩＢＤ（炎症性腸疾患《えんしょうせいちょうしっかん》）に分類されます。原因としてはよくわかっていませんが、遺伝的要因やある種の細菌・ウイルス感染、環境などが関係して免疫反応が異常化し、大腸の粘膜に炎症が起こるのではないかと考えられています。

年齢別で見ると20〜30代の若い層に多い傾向がありますが、子どもや50歳以上にも見られます。また、患者さんのなかには、ＩＢＤにかかった近親者がいる場合もあるので、家族の病歴は重要な診断要素の1つです。症状としては下痢や血便、腹痛、排便回数の増加や、排便してもまだ残っているような感じがする、いわゆる残便感が生じます。病状が進行すると体重も減少し、出血も多くなるので貧血になったりします。

潰瘍性大腸炎は原因不明の難治性の病気で重症の場合、手術することもあるので、**厚生労働省によって指定難病とされています**。

潰瘍性大腸炎の主な症状

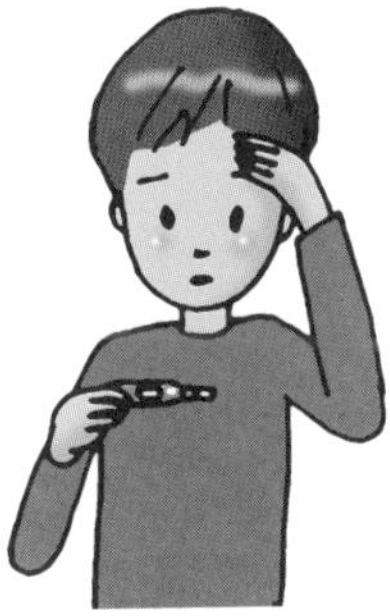

発熱

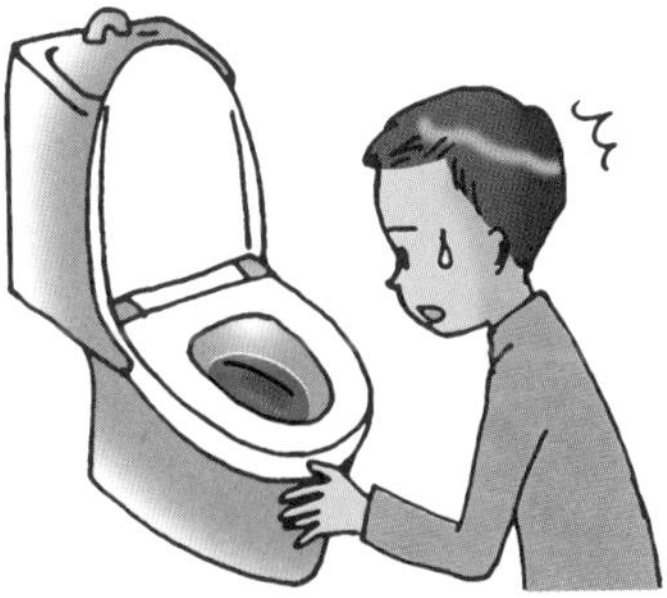

血便および下痢

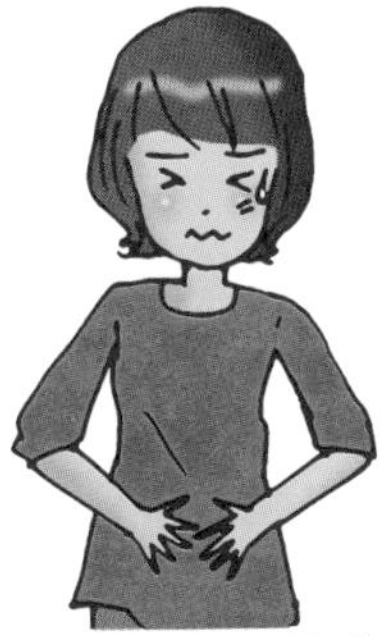

腹痛や腹部不快感

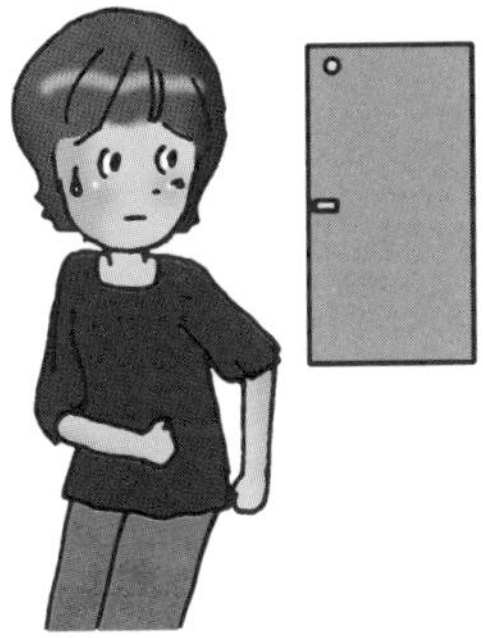

排便しても、便が残っている
ような残便感

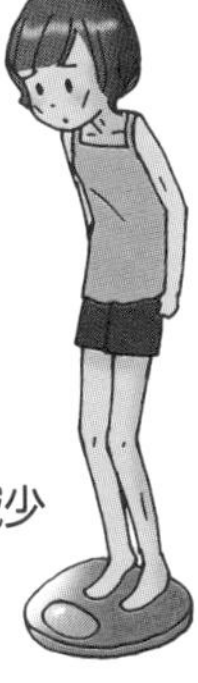

体重の減少

腹痛や下痢の症状など、潰瘍性大腸炎はＩＢＳと似た症状が出ますが、血便や体重の減少、残便感など、ＩＢＳではあまり見られない症状も出ます。特に血便は代表的な症状です。ちなみに、ここに描かれている症状のほとんどは、次に述べるクローン病でも当てはまります。

クローン病

クローン病も潰瘍性大腸炎《かいようせいだいちょうえん》と同じく炎症が起きる病気ですが、潰瘍性大腸炎では炎症が大腸で起こるのに対して、クローン病では口腔《こうくう》から肛門にいたる、消化管のあらゆる部分に炎症が起こりえるのが特徴です。原因はわかっていませんが、やはり環境要因や細菌またはウイルスの感染、遺伝的要因などが引き金となって体の免疫反応に異常が生じ、消化管粘膜を攻撃することで起こると考えられています。**クローン病も指定難病とされています。**

消化管全体に炎症が起こりえますが、好発するのは小腸と大腸で、その場合の症状は下痢や腹痛、腹部の不快感などが生じます。このほか、体重の減少や腸の閉塞《へいそく》および狭窄《きょうさく》（狭くなること）といった症状も見られます。さらに虫垂炎に似た症状や関節炎、皮膚に赤い斑点が生じたり、さらに肝臓障害が起こったりするなど、非常に多彩な症状が現れます。

このように、炎症が起こる部分によっていろいろな症状が現れますが、とくに小腸や大腸で起こるとＩＢＳ《アイビーエス》に類似した症状となるので、その診断は重要となります。

クローン病は消化管の炎症だけでなく、多くの病変が現れるこわい病気

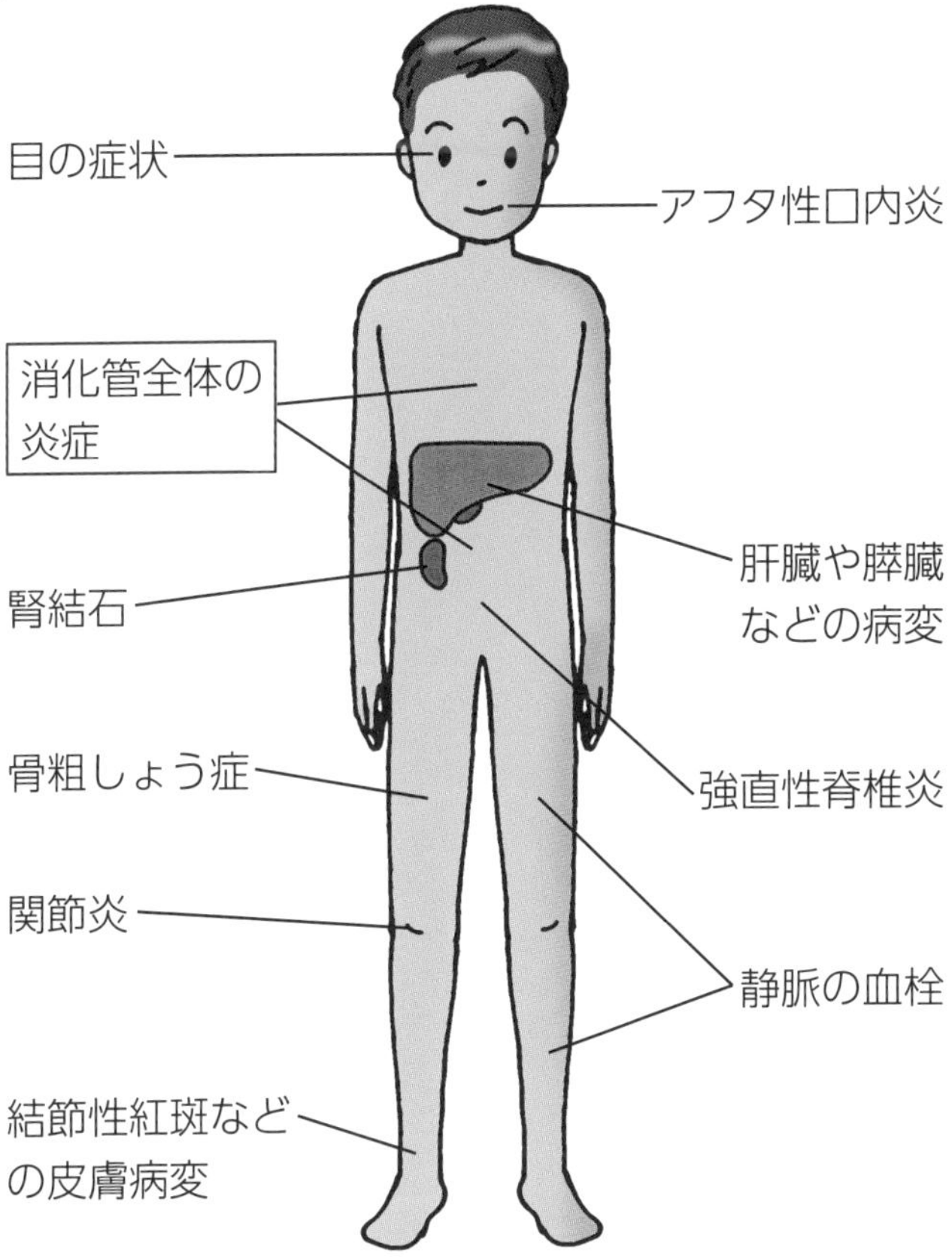

初期症状はＩＢＳのように腹痛や下痢ですが、クローン病はイラストのように、非常に多くの病変が現れます。腸における炎症も腸が狭くなったり（狭窄）、穴が開いたり（穿孔《せんこう》）、隣の腸と癒着して穴でつながったり（瘻孔《ろうこう》）するなど、危険な状態になります。

IBSに似た症状の主な病気③

大腸がん

直腸や肛門も含めた大腸にがんができるのが大腸がんです。がんは大腸の粘膜で発生してすこしずつ大きくなっていきます。やがて粘膜から大腸の壁に侵入して外側にまで広がり、リンパや血液を介して各所に転移していきます。

初期の段階では自覚症状がありませんが、進行していくと便に血が混じる血便や、大腸内部での出血によって便が赤黒くなる下血が起こります。下血や血便によって、貧血も生じるようになります。

また、がんの存在によって大腸が狭くなるので便が細くなったり、便通が悪くなって便秘になるほか、下痢も生じるようになります。下痢は便の通りが悪くなるので、便の水分量を増やそうとして起こる症状です。このように大腸がんでは、下痢と便秘の両方が起こることがあり、この場合は**混合型IBS《アイビーエス》と似た症状になります**。このほか、体重の減少や腹痛、お腹が張るなどの腹部不快感も生じます。

年間10万人あたり100人以上が大腸がんと診断されるといわれており、かかる年代は50代から急上昇します。大腸の病気の中でも、大腸がんは命にかかわる重病であり、IBSの診断をするときには、最も注意が必要な病気です。

大腸がんの主な症状

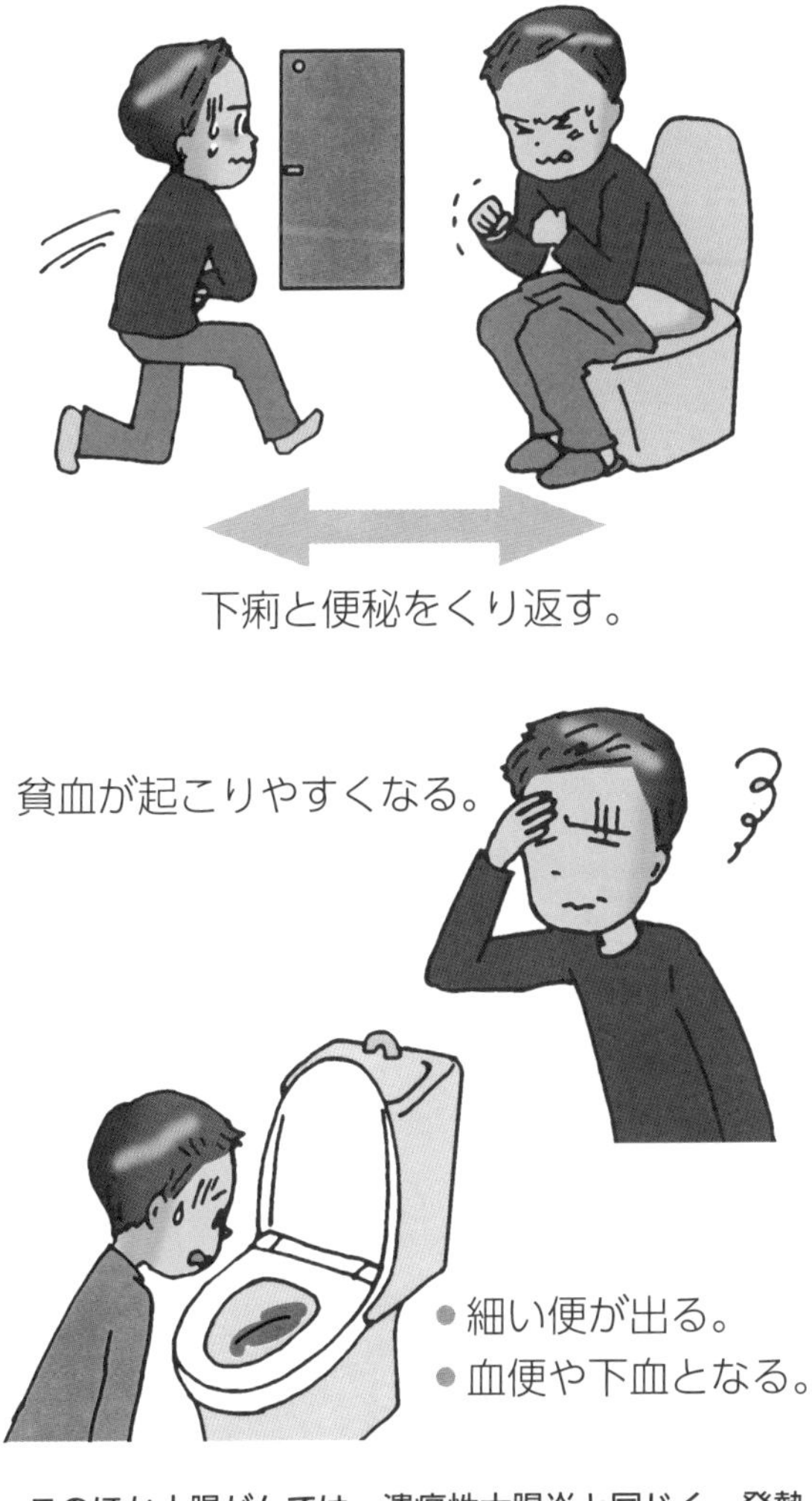
下痢と便秘をくり返す。
貧血が起こりやすくなる。
● 細い便が出る。
● 血便や下血となる。

このほか大腸がんでは、潰瘍性大腸炎と同じく、発熱や体重の減少なども起こります。貧血は下血や血便によって体の血液が失われるためです。

感染性腸炎

初秋から初春にかけて猛威を振るう**ノロウイルス**、**腸管出血性大腸菌《ちょうかんしゅっけつせいだいちょうきん》O－157**、**サルモネラ菌**、**黄色ブドウ球菌**など、ウイルスや細菌によって起こる下痢の場合は**感染性腸炎と診断されます**。主な症状としては吐き気や腹痛、下痢、発熱などが現れます。腸管出血性大腸菌腸炎やサルモネラ腸炎などでは血便が認められます。

感染性腸炎の治療は基本的には対症療法ですが、下痢によって脱水症状が生じて体に必要なミネラルや塩分などが失われるため、点滴でこれらの物質を補う方法がとられます。また、下痢止めの薬などは、細菌が作り出す毒素を腸管内にとどめてしまうため、基本的には使用しません。第2章でくわしく述べますが、通常、**IBS《アイビーエス》は2～3か月以上続く慢性の便通異常が診断基準となっています**。感染性腸炎による下痢やおう吐は急激に発症して短期間で症状が激しくなるので感染症によるものと目安がつけられますし、また患者もすぐに医療機関を受診することが多いので、ＩＢＳとの鑑別がしやすくなります。

感染性腸炎を引き起こす主な病原体

病原体	種類	主な症状
サルモネラ	細菌	腹痛、吐き気、下痢、発熱
腸炎ビブリオ	細菌	腹痛、下痢、吐き気、発熱
赤痢	細菌	腹痛、下痢、血便、全身のだるさ、発熱、しぶり腹
O−157	細菌	腹痛、下痢、血便、発熱、尿毒症
ノロウイルス	ウイルス	腹痛、下痢、嘔吐、小児や高齢者の場合は著しい脱水症状
ロタウイルス	ウイルス	腹痛、下痢、嘔吐、脱水症状
赤痢アメーバ	寄生虫	下腹部の痛み、下痢、粘血便、肝臓の腫大
糞線虫	寄生虫	腹痛、下痢、食欲不振、吐き気、肺炎症状

ウイルス性の感染性胃腸炎にかかったときは、抗菌薬は効果がありません。安静にして、自然に治るのを待つ対症療法が基本です。細菌の場合は抗菌薬が効きますが、感染性腸炎は比較的に自然治癒することが多いので、基本的に抗菌薬は使用しません。重要なのは、下痢止め薬を用いるとなかなか病原体が排出されなくなって体内で毒素を作り続けてしまうので、下痢止め薬はなるべく使用しません。

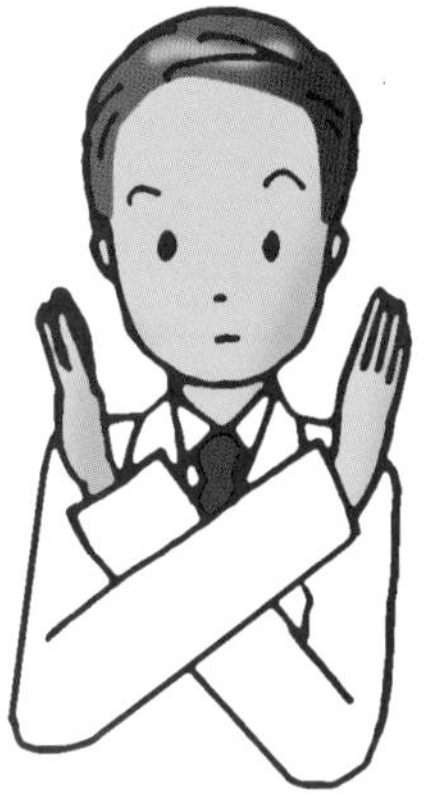

column
そのほかの器質性疾患

第1章では、IBS《アイビーエス》と鑑別すべき器質性疾患として潰瘍性大腸炎やクローン病、大腸がん、そして感染性腸炎を挙げましたが、それら以外にも便通異常や腹部不快感を呈する器質性疾患があります。

甲状腺《こうじょうせん》機能《きのう》亢進症《こうしんしょう》という疾患は、ホルモンを分泌して体が正常に働くように調節している甲状腺という器官に異常が生じる疾患です。この甲状腺の働きが何かの原因で過剰になると腸管の活動が活発になり、下痢症状が出るようになります。そのほかにも疲労感や動悸が生じたり、汗をたくさんかいたりするようになるので、下痢以外のこれらの症状が現れる場合は、甲状腺機能亢進症が疑われます。

腹部の内臓を包んでいる薄い膜のことを腹膜《ふくまく》といいますが、この腹膜にがんができるのを腹膜がんといいます。腹膜がんの症状には、IBSと同じように腹痛や腹部膨満感、下痢などの排便異常もあります。ただし、腹膜がんはそのほかのがんと比べて、新たな患者さんが年間10万人当たり6人未満と少ないのが特徴の1つです。一方、女性特有の病気である子宮筋腫《しきゅうきんしゅ》と卵巣嚢腫《らんそうのうしゅ》もIBSに関する除外診断として重要となります。これらの病気になると、お腹が張ったような感じが症状として現れます。

こうした疾患のほかにも、膵炎《すいえん》や腸閉塞《ちょうへいそく》など、さまざまな器質性疾患がIBSとの鑑別の対象となります。

第2章

検査・診断・治療

初診の悩み①

病院の何科に行ったらよいのか?

お腹の不調に悩まされたとき、普通は内科や消化器科、胃腸科を受診すると思います。ストレスが関係するＩＢＳ《アイビーエス》は、心療内科や精神科でも治療を受けることができます。

とはいえ、現在ＩＢＳのことについてくわしい医師は全体的に少なく、もし専門医でない場合、初診において正しくＩＢＳと診断できない可能性もあり、結果的に、有効な治療法が行われないという場合もあります。２００９年の少し古いデータですが、およそ4割の医師がＩＢＳの除外診断に不安を持っているとのアンケートデータもあります。当時よりは医師の理解度も高まっているでしょうが、**ＩＢＳは基本的に診断しにくい病気**だといえるでしょう。

治療においても、心療内科や精神科の場合、ストレスへの対処が中心になって、そのほかの疾患の除外診断が不十分になったり、あまりＩＢＳにくわしくない消化器科の医師の場合は、逆に患者のストレスに対応することが不十分になったりすることがあります。

しかし、まずは大腸がんなどの重篤《じゅうとく》な器質性疾患の除外は重要視されるので、最初はこうした検査ができて、除外診断が可能な消化器科や胃腸科を受診するとよいでしょう。

IBSの治療を行う科にはどんなものがあるか

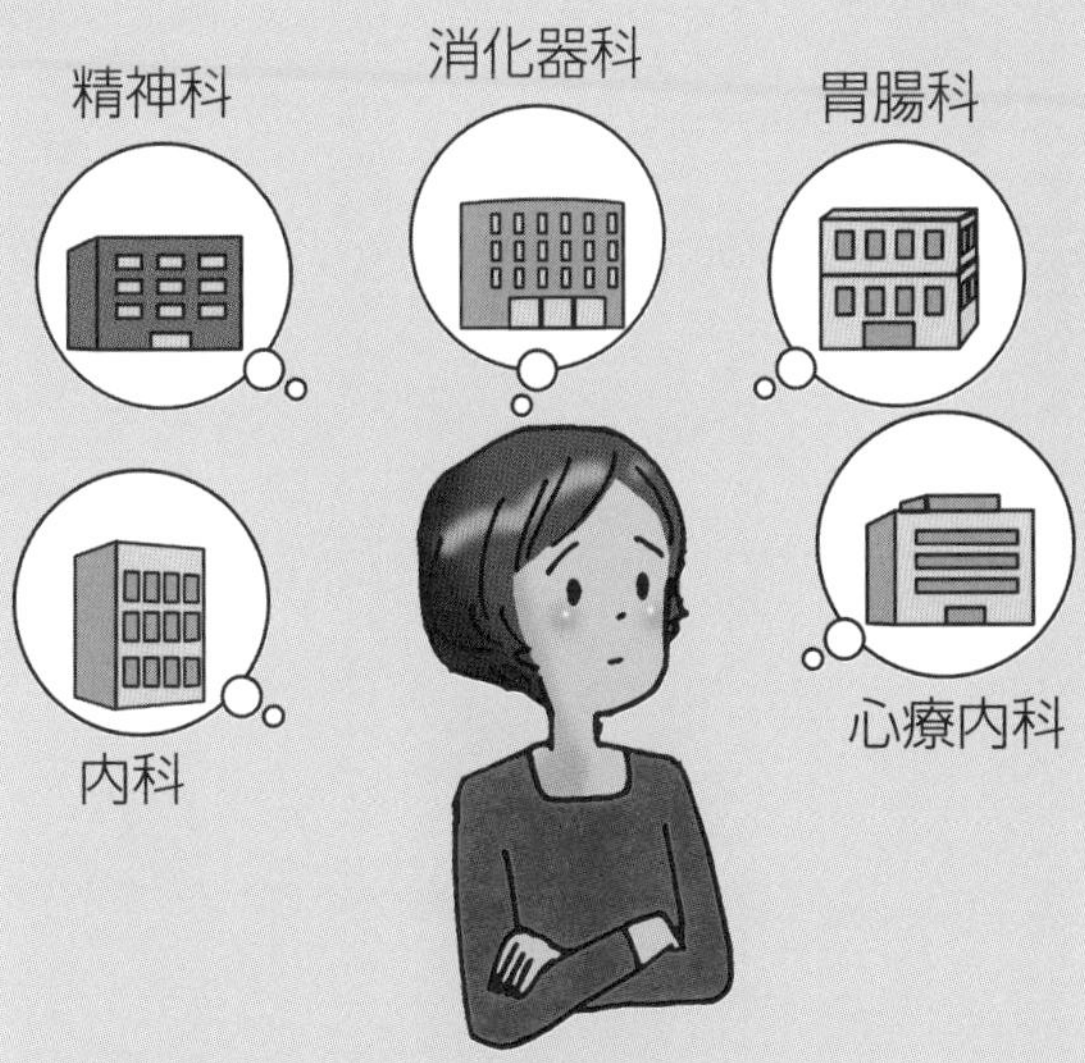

ストレスが関係しているＩＢＳの場合、心の症状そのものを扱う精神科や、心の要因から引き起こされる体の不調を扱う心療内科でも診察することはできます。ですが、最初はＩＢＳかどうかも確定しているわけではありませんし、器質性疾患を除外する必要性からも、初診は胃腸科や消化器科を受診することをお勧めします。

初診の悩み②

「ドクター・ショッピング」にならないために

IBS《アイビーエス》は明確な器質異常があるわけではなく、ストレスという数値化しにくい要因が影響して起こります。さらにIBSは、消化器科や胃腸科の医師すべてがその症状、診断、治療にくわしいとは限りません。

このためなかなか治らず、いくつもの医療機関を転々と受診し続けたり、同時に複数の医師の治療を受けたりする患者さんがいます。こうした状態を**ドクター・ショッピング**といいますが、こうなると有効な治療を1つのところで施すことができなくなり、病気がますます長引いてしまいます。

ドクター・ショッピングの原因としては、適切な治療でよい効果を挙げているのに、求めている結果になっていないと患者さんが感じるケースや、その病気自体が適切な診断を下すことが難しい疾患であるというケースもあります。IBSの場合は、後者のケースが多いといえるでしょう。このため、かかりつけの医師にIBSの専門医を紹介してもらったり、インターネットの信頼できるサイトで専門医を調べるなどするとよいでしょう。

IBSの専門医を紹介してもらうか、信頼できる情報源から探す

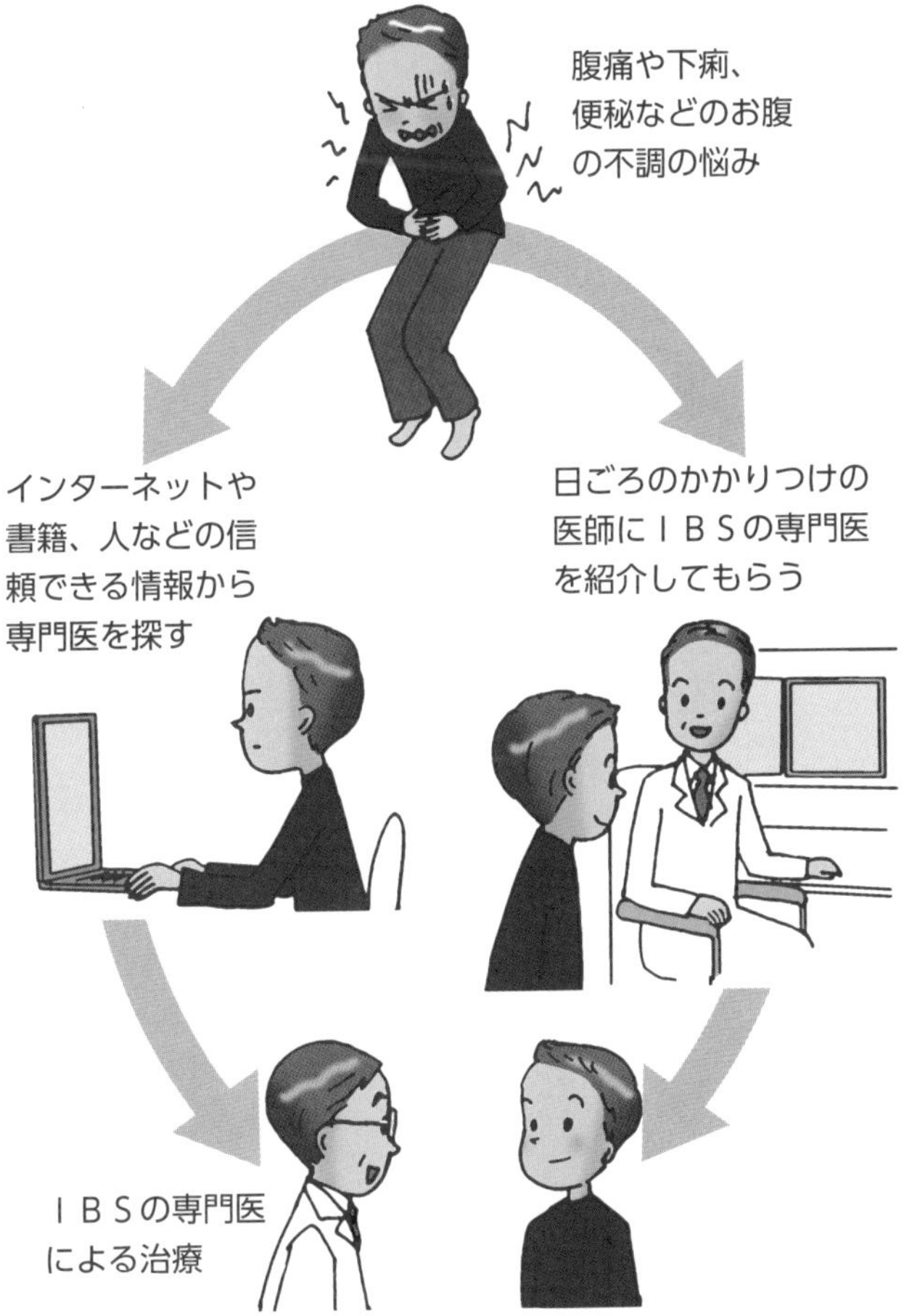
腹痛や下痢、
便秘などのお腹
の不調の悩み
インターネットや
書籍、人などの信
頼できる情報から
専門医を探す
日ごろのかかりつけの
医師にＩＢＳの専門医
を紹介してもらう
ＩＢＳの専門医
による治療

自分で探す場合は、公的な機関などの信頼できる情報から探すことです。また、かかりつけの医師にほかの医師を紹介してもらうことに抵抗があるかもしれませんが、医師は患者さんが治ってもらいたいと思っているので、心配することはありません。

診断の基準①

IBSの診断の基礎となる「ローマ基準」

IBS《アイビーエス》には国際的な診断基準があります。世界の研究者が集まって作られた「ローマ委員会」という組織が2016年に定めたローマⅣ《フォー》がそれで、次のように定められています。

●以下の項目のうち、1ないし2項目以上をともなう、くり返す腹痛が、最近3か月において平均で少なくとも週に1回以上認める。

❶排便と関連する
❷排便の頻度の変化と関連する
❸便の形状（外観）の変化と関連する

つまり「過去3か月間を思い返して見て、1週間に1回以上お腹が痛くなることがあって、そのときに排便やその頻度、便の形が変わったりすることがあればIBSである」ということです。以前は2006年に定められたローマⅢ《スリー》が基準でしたが、現在はローマⅣが国際基準として用いられています。

注意したいのは、このローマ基準ではストレスがまったく触れられていないことです。ストレスは数値化しにくく、明確な基準としては盛り込むことが難しいためです。

現在の診断基準であるローマⅣと前のローマⅢとの違い

ローマⅣ

下記の１ないし２項目以上をともなうくり返す腹痛が、最近３か月において平均で少なくとも週に１回以上認める。

❶排便と関連する
❷排便の頻度の変化と関連する
❸便の形状の変化と関連する

ローマⅢ

過去３か月の間に１か月あたり３日以上にわたって腹痛や腹部不快感がくり返し起こり、下記のうち２項目以上がある。

❶排便によって症状が改善する
❷発症時に排便頻度の変化がある
❸発症時に便形状（外観）の変化がある

６か月前より症状が発現し、最近の３か月は上記の基準を満たす必要がある。

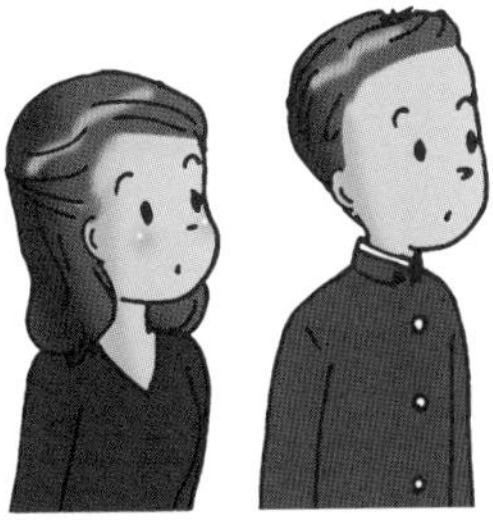

ローマⅣは、2016年に定められた新しい基準です。色線のところが以前のローマⅢと大きく変わった点で、ほかは微妙な違いはありますが、おおむね大きな変更はないといえます。

診断の基準②

日本の臨床現場では、どう診断されているか

先に挙げたローマ基準は、診断の基準であるため厳密さが求められますが、実際の医療現場では異なる状況がよく起こります。

例えば、以前のローマⅢ《スリー》では「腹痛や不快感」としていましたが、現在のローマⅣ《フォー》では腹部不快感がなくなり、腹痛のみとなっています（57ページの表参照）。これは腹部不快感まで含めると、普通の下痢や便秘、寝冷えでちょっと長引いている下痢など、非常に幅広い症状まで含むことになるからです。ですが現実には、ＩＢＳ《アイビーエス》の患者さんは腹痛だけでなく、腹部不快感も含めた「お腹の調子が悪い」と感じて病院に来ることがほとんどです。

ローマⅣ基準が診断の基準となっていますが、現場の医師はそれまでの診察に基づいた経験もあります。このため日本においては、ローマⅣをベースにしながら、実際的なＩＢＳの診断基準として**「腹痛・腹部不快感を伴う便通異常（下痢や便秘）が1か月に2回以上くり返す」**というのも用いられます。

これらのことから、「ひと月に複数回ないしは3日以上、腹痛や腹部不快感、便通異常がある場合はIBS」と考えてよいようです。

ローマⅣ基準と日本における IBSの実際的な診断基準

ローマⅣ

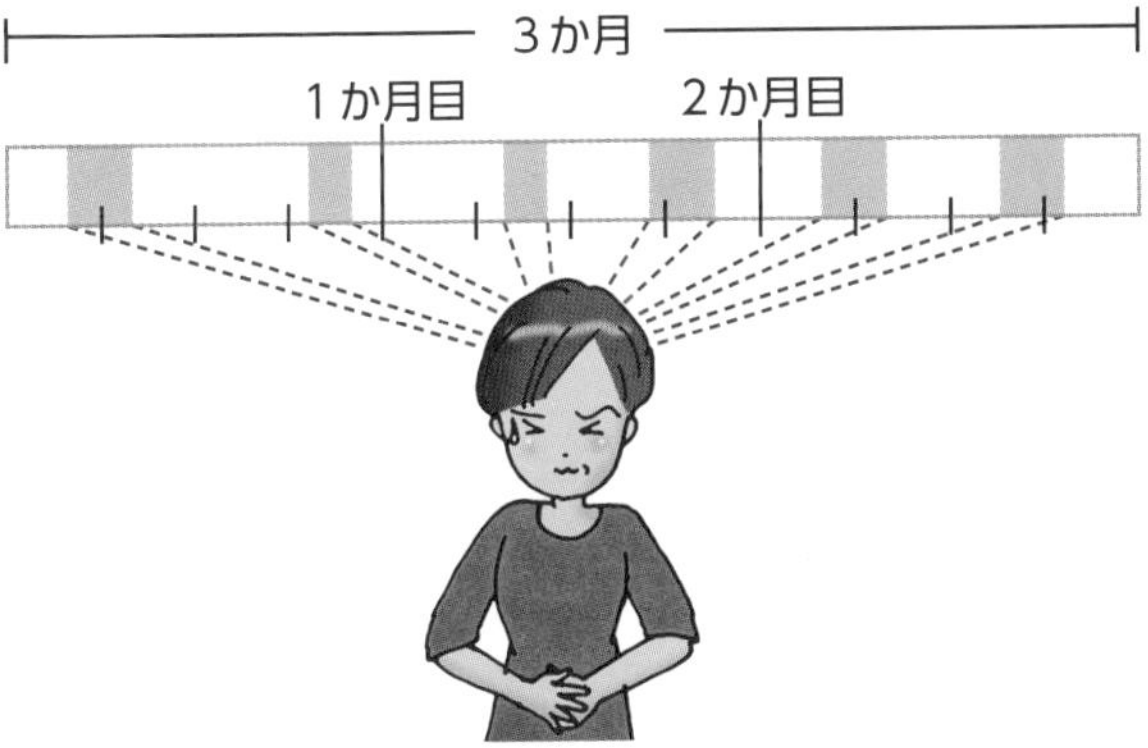
3か月
1か月目
2か月目

日本における実際的な診断基準の例

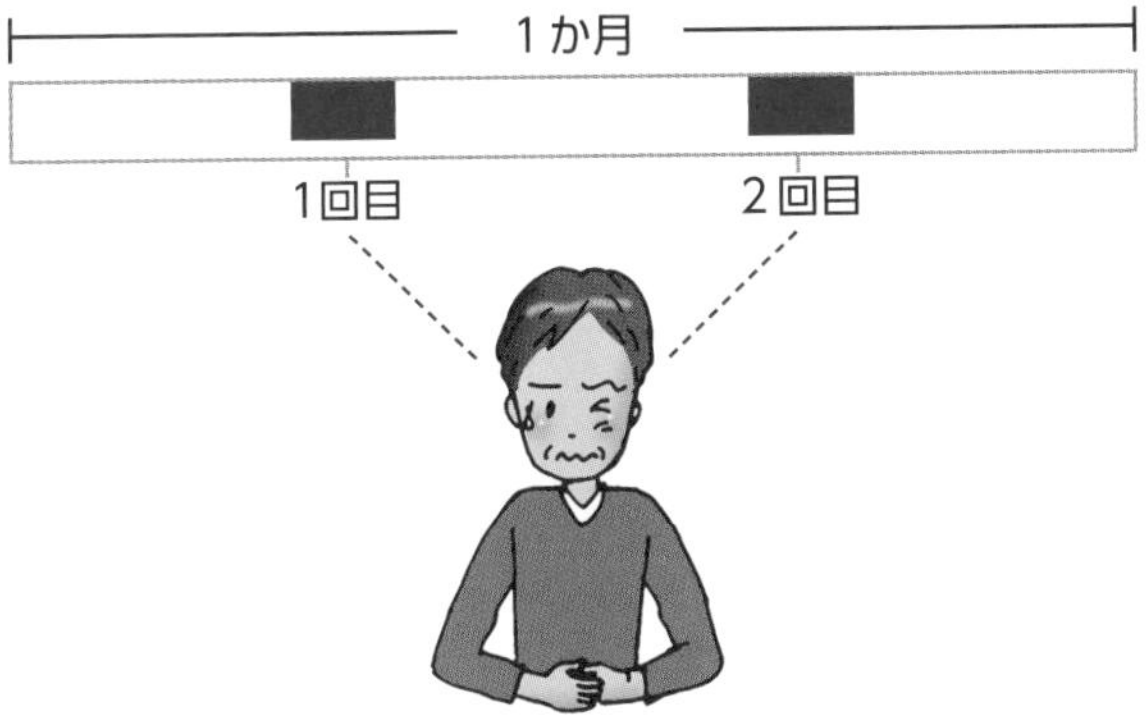
1か月
1回目
2回目

図は概念的なものであり、また日本における実際的な基準はすべての医師が従わなければならないというわけではありません。ローマⅣは「平均して少なくとも週に1回以上」ということです。どちらの場合も、少なくとも一定期間における慢性や再発性が基準となっているといえます。

便の外観による判断

便の形状を判断する「ブリストル便形状スケール」

便通異常の診断としても重要な便の形状は、医師に聞かれても患者さんはなかなかイメージできないと思います。このため現在、便の形状を評価する基準として用いられているのが**ブリストル便形状スケール**です。

ブリストル便形状スケールは、ウサギのフンのような硬くてコロコロしたタイプ1から、完全な水様便のタイプ7まで、便の形状を7タイプに分類しています。数字が小さいほうが便の水分量が少なく、数字が大きくなるにしたがって水分量が増えていきます。真ん中のタイプ4が健康な人の便ですが、その前後のタイプ3とタイプ5も正常範囲としています。タイプ1とタイプ2の場合は便秘のときの便、タイプ6とタイプ7が下痢のときの便です。ブリストル便形状スケールは便の形状イラストも描かれているので、患者さんが医師に自分の便の形状を正確に伝えることができるようになります。このため、下痢か便秘か、その度合いはどれぐらいのものなのかがすぐにわかります。

ブリストル便形状スケール

タイプ		
1	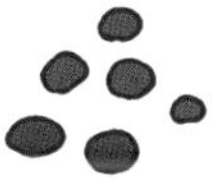	小さな塊がウサギのフンや木の実のようにコロコロとした状態となった便。排便が困難。
2		いくつかの塊が集まってソーセージ状になった硬い便。
3		表面にひび割れがあるソーセージ状の便。
4	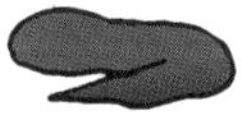	表面がなめらかで軟らかく、排便でスルッと通るソーセージ状の便。または蛇のようなとぐろを巻く。
5		柔らかで半固形の便。容易に排便が可能。
6	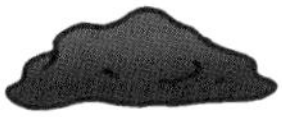	境界がはっきりせず、不定形で崩れている泥状の便。
7	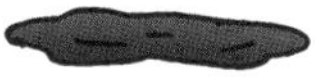	固形物を含まない液体状の便。水様便。

診断の全体的な流れ

まずは器質的疾患の除外が重要となる

最初の問診では、排便回数の変化や腹痛および腹部不快感の場所、いつごろから始まったか、排便でよくなるか、便の形状はどうかが確認されます。これらはＩＢＳ《アイビーエス》の診断をするうえでの質問です。ＩＢＳの可能性を判断したうえで、同時に器質性疾患かどうかも診断し、その可能性取り除いていく除外診断が行われます。まず器質的疾患を示すような**警告症状・警告兆候**があるかどうかを、そしてこうした器質的疾患になるような**危険因子**が患者さんにあるかを確認します。この警告症状・警告兆候、危険因子は、器質性疾患の可能性が体から発信されていることを意味しているので**アラームサイン**と呼ばれます。このほか、血液を採取して調べるなどの**一般検査（通常臨床検査）**が実施されることがあります。

ＩＢＳかどうか以前に、「警告症状・警告兆候」と「危険因子」の確認と「一般検査」の結果から器質的疾患の可能性があると診断された場合は、実際に肉眼で器質異常を確認するために**大腸内視鏡検査**や**注腸造影Ｘ線検査**など行われます。注腸造影Ｘ線検査は、大腸に造影剤を注入して内容物の通過状況や粘膜の状態をX線画像で確認し、炎症や腫瘍を発見する検査です。

IBS診断のおおよその流れ

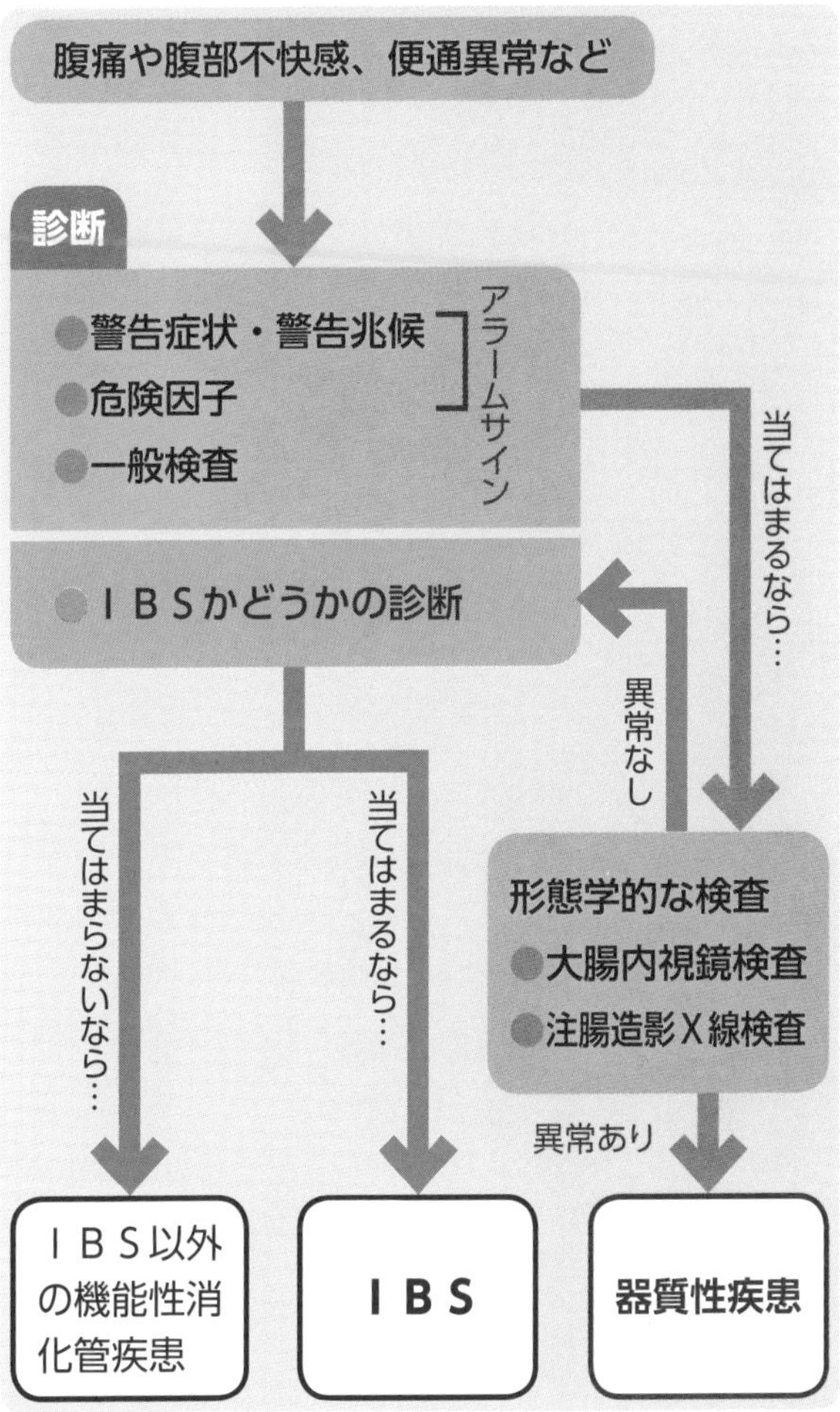
腹痛や腹部不快感、便通異常など
診断
警告症状・警告兆候
危険因子
アラームサイン
一般検査
ＩＢＳかどうかの診断
当てはまるなら…
異常なし
当てはまらないなら…
当てはまるなら…
形態学的な検査
大腸内視鏡検査
注腸造影X線検査
異常あり
ＩＢＳ以外の機能性消化管疾患
ＩＢＳ
器質性疾患

図は大まかな流れを表しています。だいたい最初の診断では器質性疾患の可能性とＩＢＳの診断もほぼ同時に行われることが多いのですが、器質性疾患の除外診断が優先されます。

警告症状・兆候には、どのようなものがあるか

警告症状・警告兆候としてまず挙げられるのは、発熱や突然の体重減少です。体重減少の場合は、理由もなく6か月以内に3kg以上の減少が1つの目安となります。また排便したあとで便に血液が付着していたか、粘り気があり血も混じっている粘血便だったかどうかも重要です。これらの警告症状・警告兆候は、器質性疾患の主な症状です。このほか関節痛や、皮疹《ひしん》(皮膚に発疹ができること)があるかも確認します。クローン病やベーチェット病の確認のために、口腔(口の中)に潰瘍ができていないかなども診ることがあります。

実際に患者さんに触れて異常がないか、触診も行います。腹部を押して、腫瘍のような異物感があるか、波打つような波動がないか、直腸に指を入れて腫瘍を確認するなどです。

また、就寝中に症状が出るかどうかも確認します。炎症や腫瘍などが原因の器質的疾患の場合は、ぐっすり眠っている睡眠時であっても炎症や腫瘍による腹痛や下痢によって眠りが妨げられ、真夜中にトイレに駆け込むことになりますが、脳腸相関《のうちょうそうかん》が関係しているI《アイ》

さまざまな警告症状・警告兆候

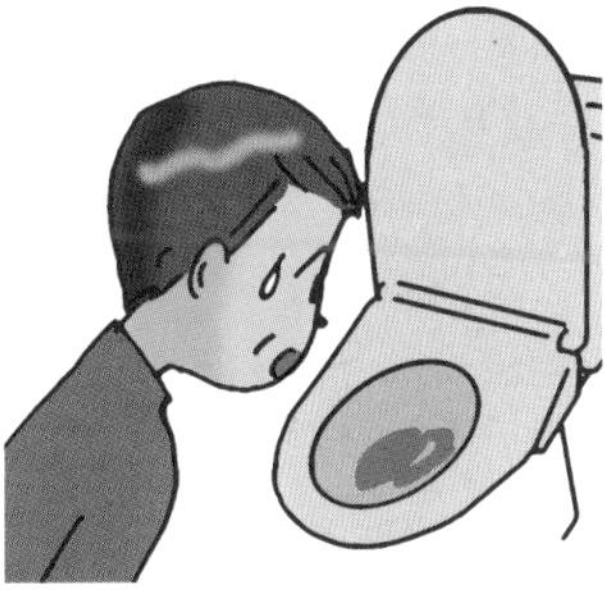

血便や粘血便

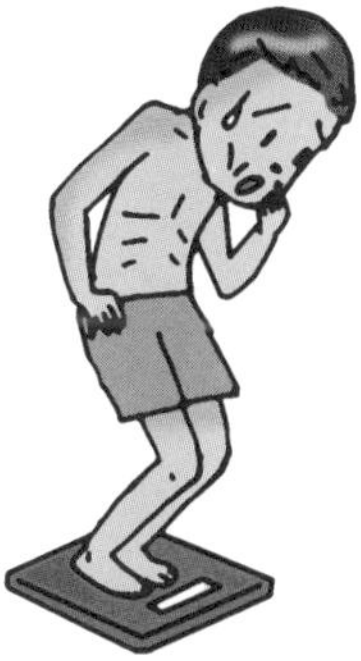

理由のない突然の体重減少

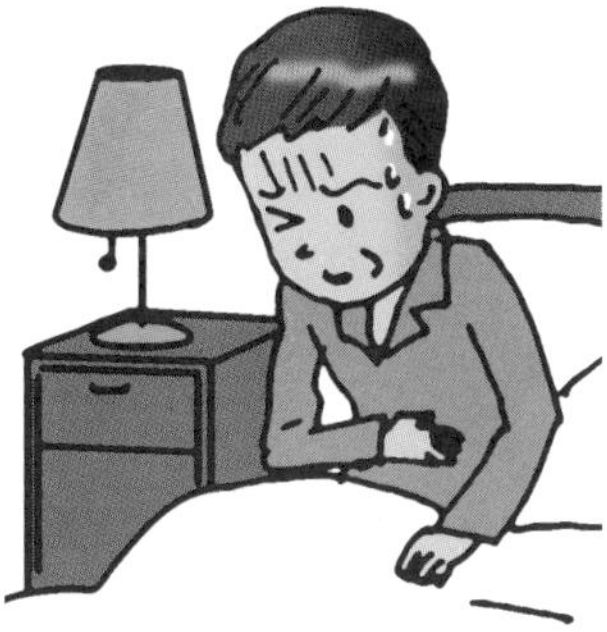

就寝中における
腹痛や下痢など
の症状の発現

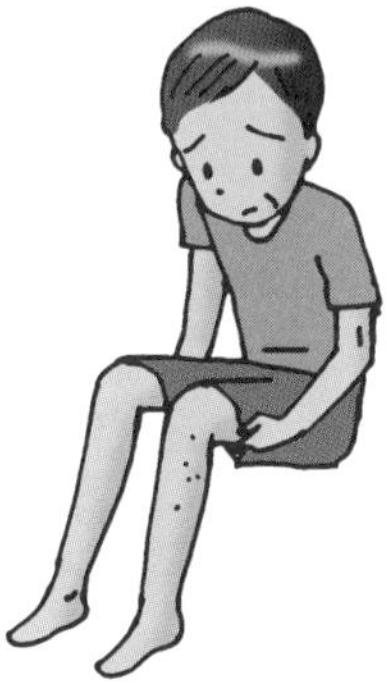

関節痛や皮疹、口の中の潰瘍

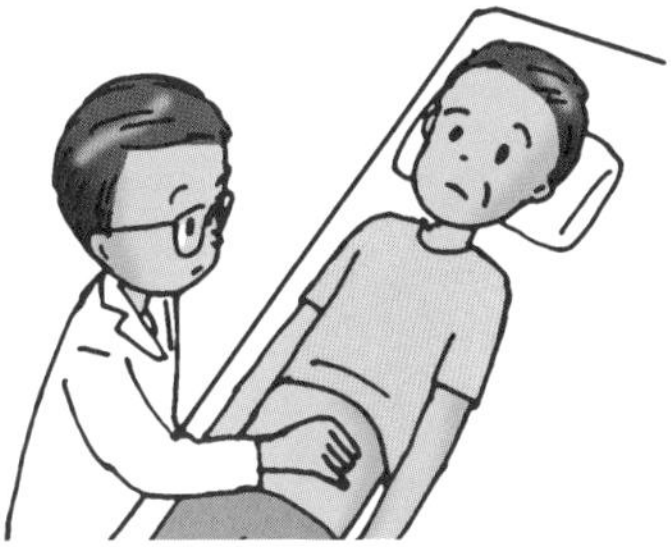

腹部の触診による異
物感や波動、直腸の
指診による異物

B《ビー》S《エス》の場合は、ストレスを感じる脳が眠っている最中にはこうした症状が起きません。

器質的疾患に関係する危険因子には何があるか

危険因子を確認するというのは潰瘍性大腸炎やクローン病、大腸がんなどの器質性疾患にかかりやすい条件を洗い出すことです。とくに次のようなものがポイントとなります。

●年齢が50歳以上か 統計調査によれば、大腸がんになる確率は50代以上から高まるので、まず患者さんの年齢が50歳以上かどうかは、危険因子として重要な要素となります。

●患者さんの病歴 以前に器質性疾患にかかったことがあるかどうかを尋ねられます。もしそうなら、その疾患の再発の可能性を疑います。

●近親者の病歴 家族などの近親者が、がんなどにかかったことがないかどうかが確認されます。潰瘍性大腸炎やクローン病、大腸がんは遺伝的要因も発症に関係しているので、血縁関係の病歴は重視されます。

病院では、まずは問診や触診で、警告症状・警告兆候と危険因子といったアラームサインを確認されるということを理解しておいてください。

器質性疾患に関係する主な危険因子

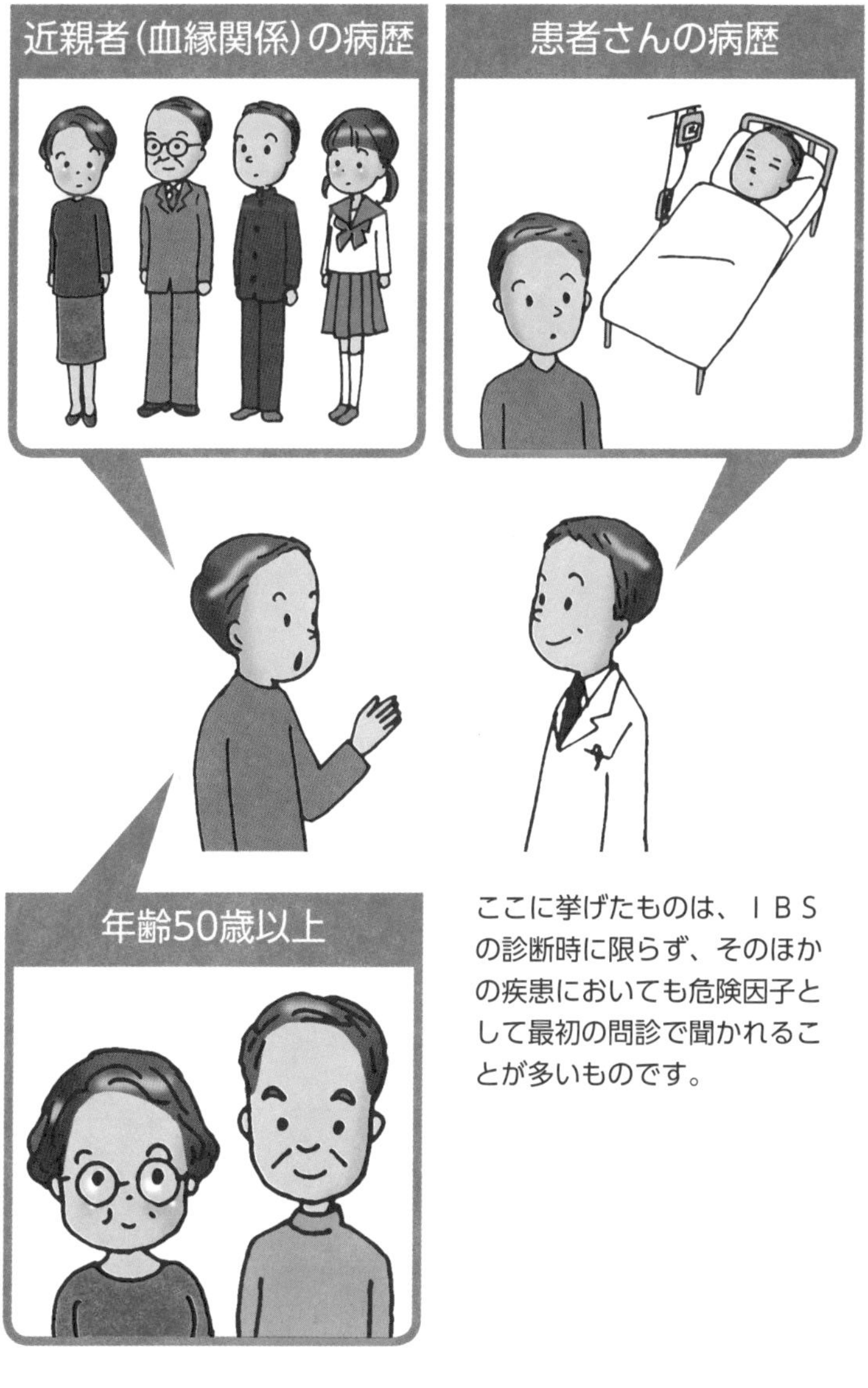

ここに挙げたものは、ＩＢＳの診断時に限らず、そのほかの疾患においても危険因子として最初の問診で聞かれることが多いものです。

一般検査にはどのようなものがあるか

調べた結果、警告症状・兆候や危険因子があったり、または考えうる器質的疾患をすべて除外すべきと判断されたときには一般検査（通常臨床検査）が行われるのが普通です。

IBS《アイビーエス》における一般検査には、まず血液検査があります。貧血気味ならば、大腸における出血の可能性が疑われます。また血液検査では体が炎症を起こしているかどうかの炎症反応も調べることができます。このほか血液検査として、白血球は炎症によって増加し、一方の赤血球は出血で失われた分が減少することから、炎症や出血を調べるための**末梢結《まっしょうけっ》球数《きゅうすう》を調べる検査**が行われます。

このほか尿検査、腹部のレントゲン撮影（腹部単純X線写真）、そして**便潜血《べんせんけつ》検査**があります。便潜血検査は便の中に混じっている血液を見つける検査で、目に見えないような小量の出血も調べることができます。このほか、以前に消化器系の感染症にかかったことがある場合や、感染性の下痢や腹痛の可能性がある場合は細菌培養検査も実施されます。

これらの検査で便潜血があったり炎症反応が陽性だったりした場合、大腸内視鏡検査や大腸の造影剤撮影（注腸造影X線検査）を行い、器質性疾患の可能性を除外します。

IBSの診断で行われる主な検査と除外診断の対象となる疾患

❶	腹部単純X線検査（レントゲン）		➡腸閉塞など
❷	血液検査	貧血（ヘモグロビン数値など）	➡貧血など
		炎症反応（白血球数など）	➡腹膜炎・潰瘍性大腸炎など
		膵臓の酵素（血中アミラーゼ）	➡膵炎
		甲状腺機能（甲状腺に関するホルモン）	➡甲状腺機能亢進症など
❸	尿検査（尿中アミラーゼ）		➡膀胱炎、膵炎
❹	便潜血検査（2回。陽性は大腸内視鏡検査）		➡大腸がん
❺	便培養検査		➡細菌性大腸炎

ＩＢＳの除外診断の対象になる疾患には潰瘍性大腸炎やクローン病などのほかにもいろいろあります。さまざまな検査から、体全体の異常を察知して絞り込んでいきます。

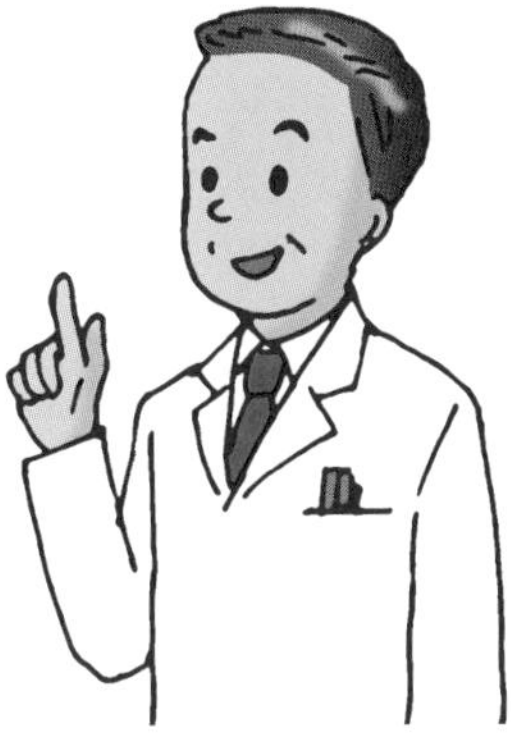

薬物療法、生活指導、食事療法、簡易精神療法の4つがある

問診や検査によって器質性疾患が除外され、IBS《アイビーエス》と診断されると、自分の病気の状態がどのようなものかを患者さんに説明したあと、以下の4つの治療が行われます。

IBSを治療するうえで、比較的短期間で症状の軽減や消失に大きな効果を発揮するのが**薬物療法**です。下痢型IBSか、便秘型IBSか、腹痛が激しいかなどの状態に合わせてその症状を抑える薬が出されます。症状の違いだけではなく、患者さんの性別や年齢、体質なども考慮されて処方されます。下痢型IBSについては、一般名：**ラモセトロン塩酸塩**※が近年、大きな効果をあげています。

また、腸の動きを整えるウォーキングなどの運動を行っているか、規則正しい生活を送っているかといった**生活習慣の改善**や、刺激の強い食品をなるべく摂《と》らないようにするなどの**食事療法**も、患者さんと相談しながら進めていきます。IBSはストレスが大きく関係しているため、患者さんとコミュニケーションをとる過程での**簡易精神療法**もあります。

※商品名は「イリボー」。

IBSを治す治療方法

生活習慣の改善

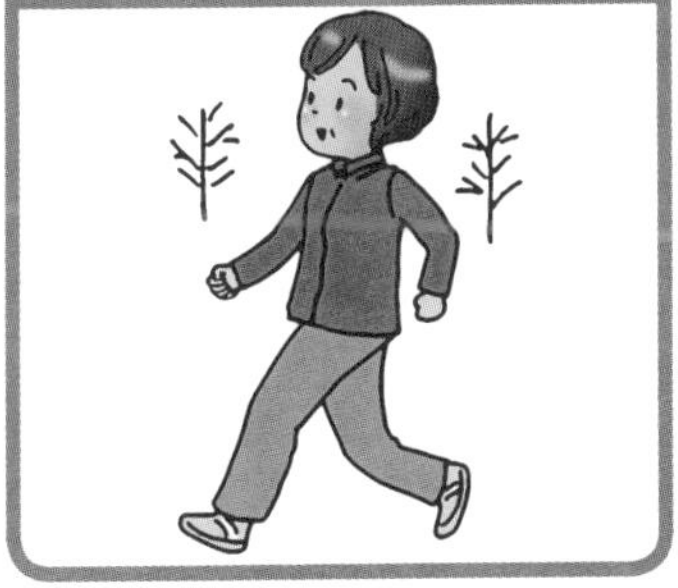

食事療法

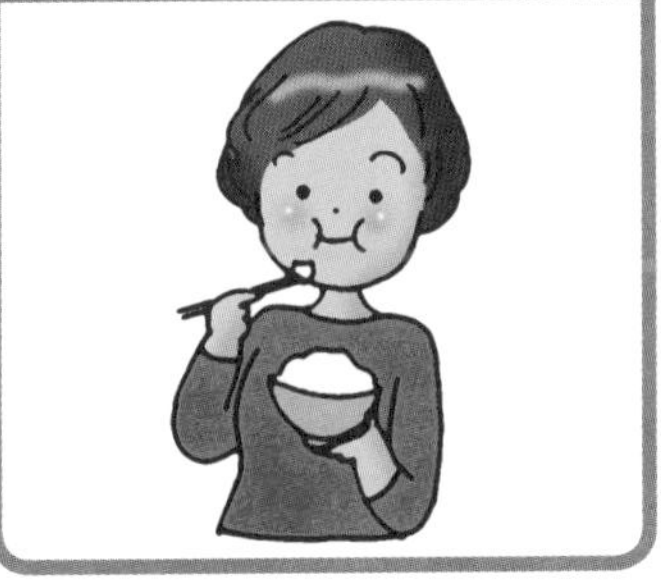

薬物療法だけではなく、ストレスが要因となって下痢や便秘、腹痛などの大腸の症状で苦しむＩＢＳでは、日々の食事にも気を配り、生活習慣を改善させることも症状軽減につながります。簡易精神療法は医師が患者の思いを聞き、患者と信頼関係を築くことで達成されますが、専門の精神科医やカウンセラーが治療に参加する場合もあります。

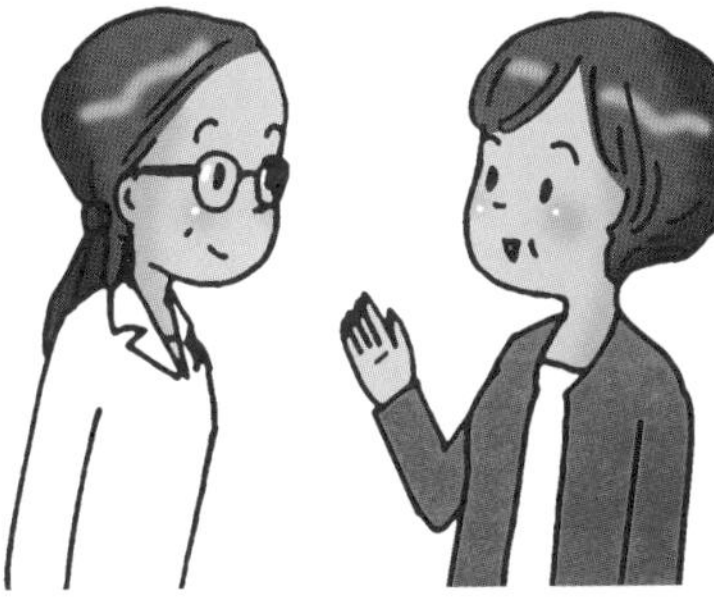

簡易精神療法

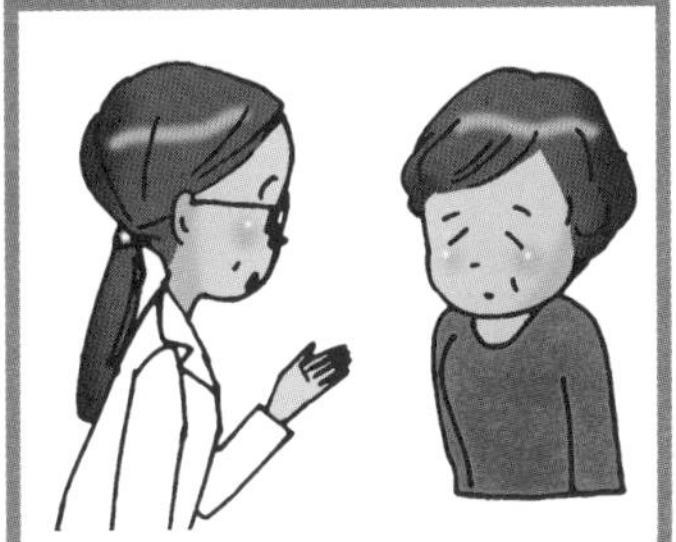

薬物療法

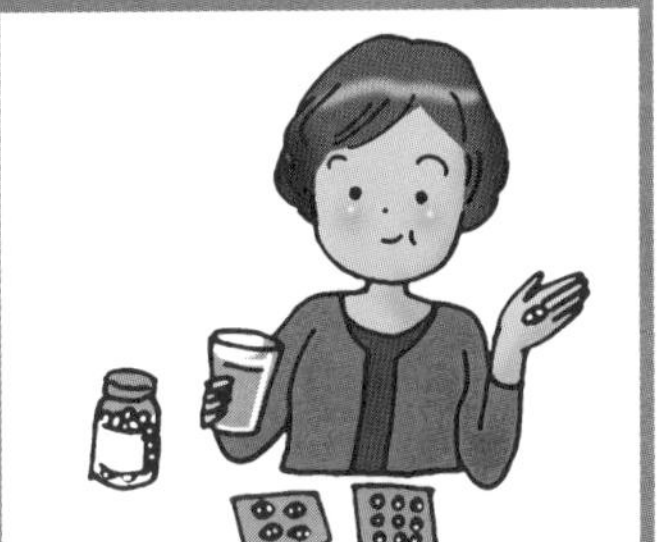

IBS治療の全体

具体的に治療はこうして進められる

前述の治療法はあくまでも一般的な概念なので、すべての医療機関がこの通りに行うというわけではありませんが、具体的な治療の段取りは図のような感じになります。IBS《アイビーエス》と診断され、患者さん個人の状態も把握したうえで、症状から下痢型・便秘型・混合型(または分類不能型)なのかを判断します。さらに患者さんは腹痛や腹部不快感、下痢や便秘などの症状で苦しんでいるので、その中で軽減すべきとくに強い症状(優勢症状)は何かを見極めます。さまざまな症状のなかでも腹痛はかなり患者さんを苦しめるものなので、治療に際しては**腹痛を抑えることに重点が置かれます**。

各型や優勢症状の鑑別が終わったら、下痢型や便秘型、混合型、さらに腹痛などの症状に対応した薬を処方します。食事療法や生活習慣の改善は、実施する場合はどのような症状でも行います。治療を始めてから第1週、第4週、第8週後におのおの診察して経過を確認し、よくなっているようならば現在の治療を継続します。もし改善されていない、あるいは悪化しているとなれば、薬の種類を変えるなど治療計画を変更することとなります。

IBS治療の主な流れ

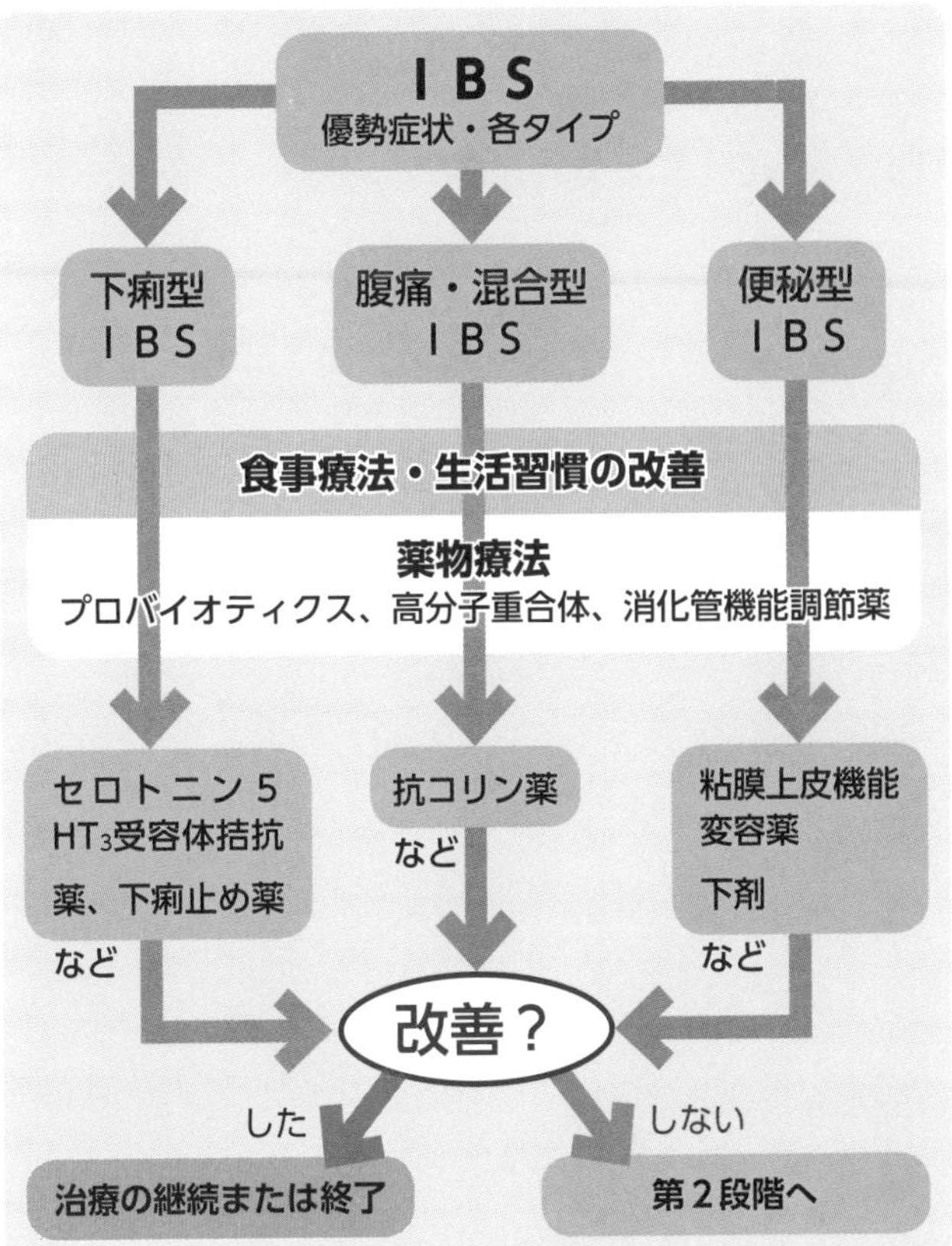
IBS
優勢症状・各タイプ
下痢型IBS
腹痛・混合型IBS
便秘型IBS
食事療法・生活習慣の改善
薬物療法
プロバイオティクス、高分子重合体、消化管機能調節薬
セロトニン5 HT_3受容体拮抗薬、下痢止め薬
など
抗コリン薬
など
粘膜上皮機能変容薬
下剤
など
改善？
した
しない
治療の継続または終了
第2段階へ

(日本消化器病学会の2014年診療ガイドラインをもとに作成)

図は大まかな流れです。各タイプや腹痛などの症状を判断したら、食事療法や生活習慣の改善はまず行うようにします。薬は、どのタイプでもプロバイオティクスや高分子重合体などは共通して使われますが、そのほかは各タイプや症状によって使い分けられます。ここに挙げられている薬については第３章を参照してください。改善が見られない場合は治療方法や出す薬を見直します。

column

IBSの診断と治療を効果的にするクリニカル・パス

多くの医師は、経験によって独自の診断や治療を行います。ですが、国民全体が高度な医療サービスを受けられるようにするためには、おのおのの医師の独自性を尊重したうえで、ある程度は医療行為の標準化が必要になります。また、できるところを標準化することで、診断や治療の質を落とすことなく医療行為の合理化を実現できるようになり、ひいては患者さんが「ドクター・ショッピング」に陥ることを防ぐ効果も期待できます。

このため、現在医療現場で進められているのがクリニカル・パスと呼ばれるシステムです。クリニカル・パスは、初診や検査、複数の治療方法などの担当者がチームとなり、その患者さんに対する診断から治療の流れを明確に計画化していくものです。これによって、必ずしも専門医ではなくても、初診である程度の適切な診断が可能になるほか、患者さんにとってはどのような治療計画で進めていくのかが理解できるため、医師とのコミュニケーションがスムーズになります。

まだまだIBSの専門医が少ないのが現状ですが、クリニカル・パスを導入すれば、標準化されたIBSの除外診断を行うことで、専門医でなくても初診で正しい診断を下すことができるようになります。治療の段階でも消化器科の医師が症状の推移を見ながら、精神科や心療内科の医師が患者さんの精神面のストレスに対応することができるようになります。

第3章

IBSの薬物療法

IBSの薬物療法とは

症状の抑制に効果がある薬物療法

治療方法の1つである薬物療法は、薬によってIBS《アイビーエス》の症状を抑えるものです。下痢や腹痛、便秘、腹部不快感といった症状が慢性的に起こることによって患者さんは日々苦しんでいるわけですが、薬物療法では薬の力によって苦痛を与える症状をまず抑えることができます。

通勤通学時に下痢や腹痛が起こり、「また起こるんじゃないか……」という不安感がIBSの原因となったり、IBSをより悪化させたりすることがあります。こうした先のことを考えてしまう不安感を**予期不安**といいますが、薬物療法で下痢や腹痛症状が抑えられ、何日も快適に通勤通学ができるようになると、いったん予期不安が軽減され安心して電車やバスに乗ることができます。こうして日常生活を取り戻しつつ、食事や生活習慣の改善や、ストレスを感じないような考え方に変えることで、IBS自体を取り除くことも期待できるようになるわけです。

ＩＢＳの治療において、基本的に薬物療法は、一定期間で症状を劇的に軽減・消失させる療法として重視されています。

薬物療法は比較的短い期間で劇的に症状を改善させる効果が期待できる

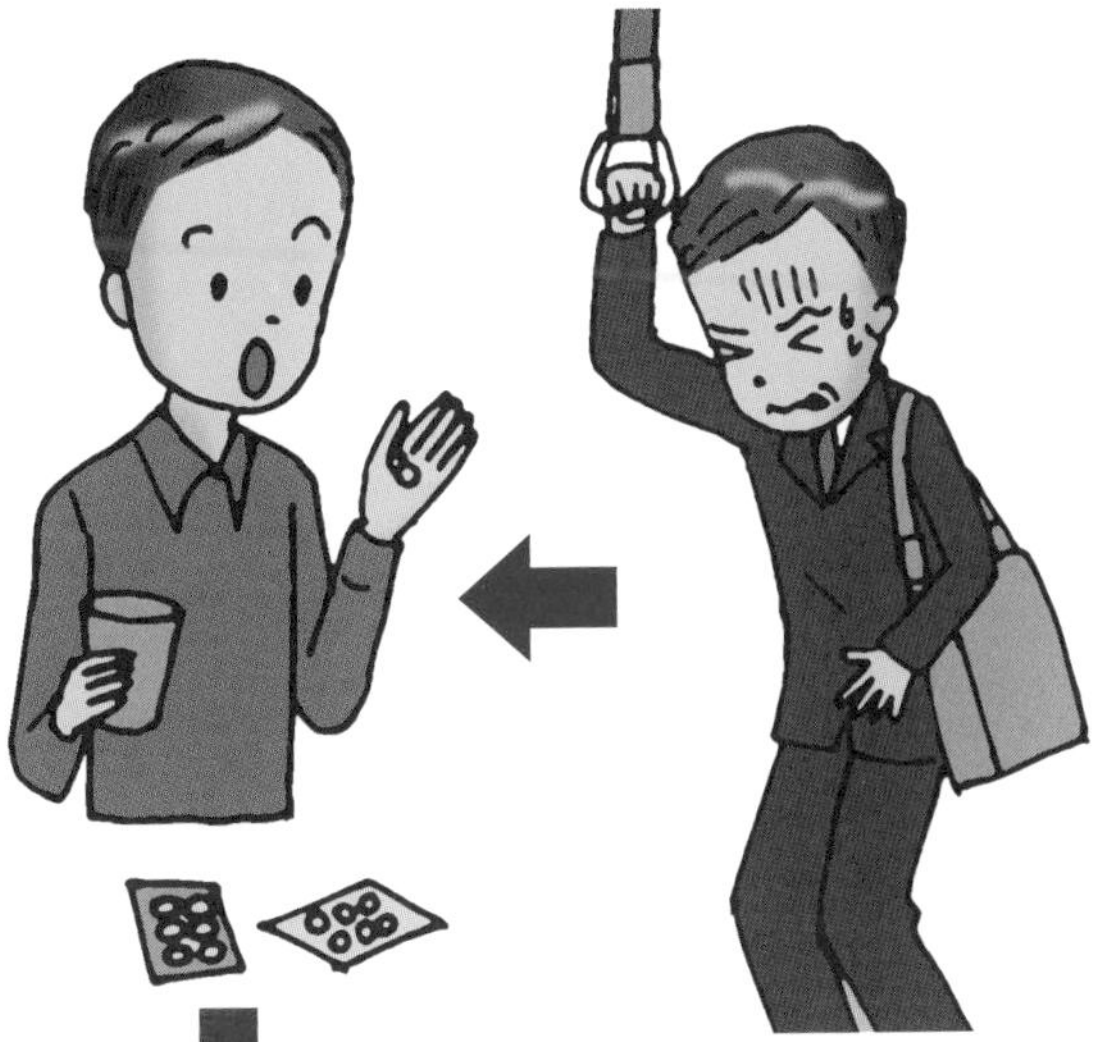

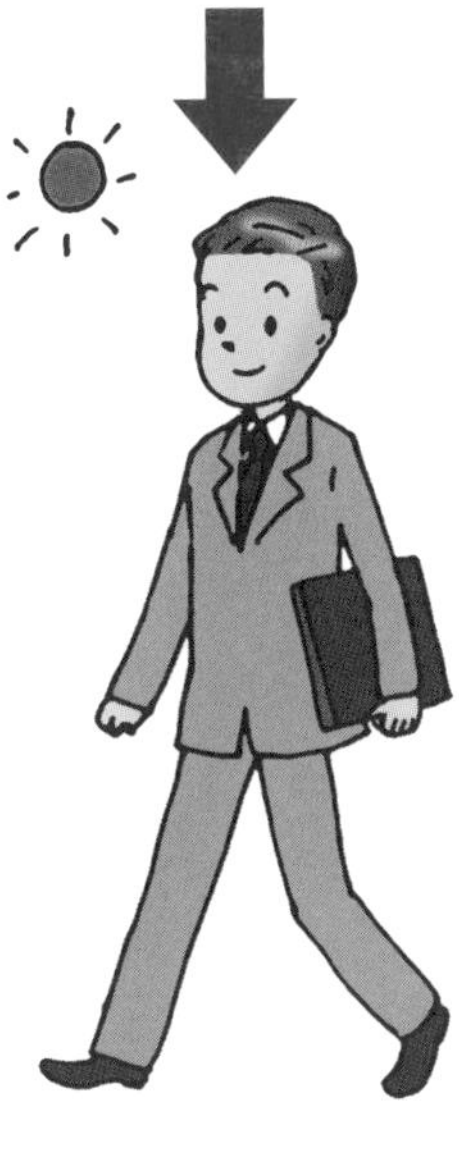

日常的に患者さんを苦しめるＩＢＳの治療では、便通異常や腹痛、腹部不快感によってＱＯＬ（生活の質）が低下してしまいます。薬物療法は、薬の力でこうした症状を改善させることで、日常を取り戻すことが可能となります。

薬物療法と市販薬

薬局で売っている薬に頼るのには限界がある

テレビなどでは、下痢や便秘、腹痛用の市販薬の宣伝が流れています。消化器の病気の症状が出て日常生活に支障が現れたとき、みなさんは、こうした市販薬を購入して治そうとするはずです。

ただ、一般の薬局で購入できる市販薬は、だれでもお腹が痛くなったりするたびに飲みますし、効かないなと思うと定められている量よりも多めに飲んでしまう危険があります。このため、副作用が生じにくいように**効果がマイルドになっています**。また、これは薬全体にいえることですが、やみくもに飲み続けることによって効果が下がっていったり、逆に症状が悪化したり、別の不快な症状が出たりすることもあります。さらに、もし大腸がんや潰瘍性大腸炎などの器質性疾患であった場合、一時的に市販薬で下痢や腹痛の症状を和らげることができたとしても、器質性疾患が治っていないのですから、その症状がなくなることはありません。やはり病院に行って正しい診断を受けるべきです。

IBS《アイビーエス》の治療という側面では医師が計画的に処方する医療用医薬品が有効であり、市販薬は症状が出始めた初期、困ったときに一時的に使用するものと位置付けましょう。

市販薬との正しい付き合い方に注意しましょう

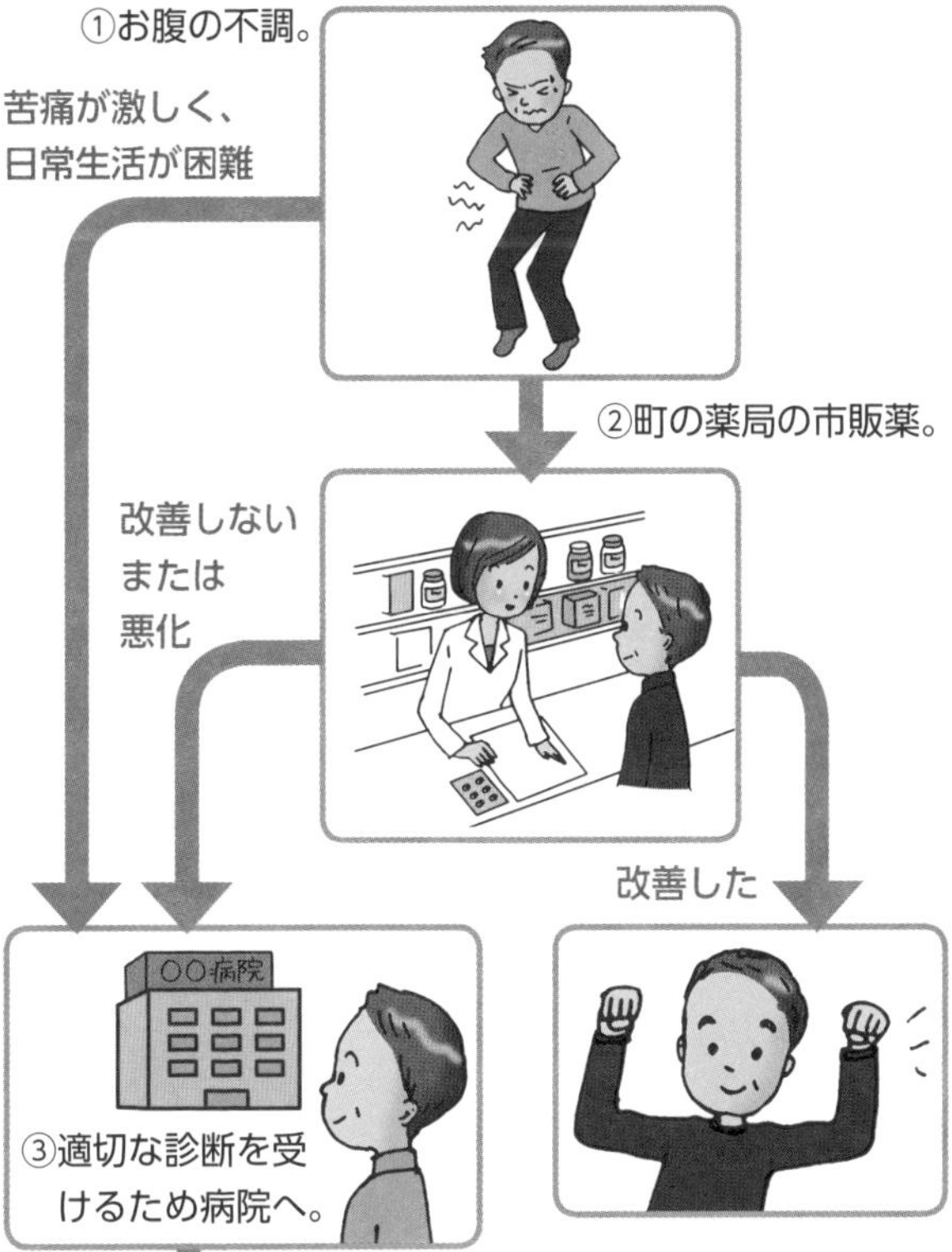
①お腹の不調。
苦痛が激しく、
日常生活が困難
②町の薬局の市販薬。
改善しない
または
悪化
改善した
○○病院
③適切な診断を受けるため病院へ。

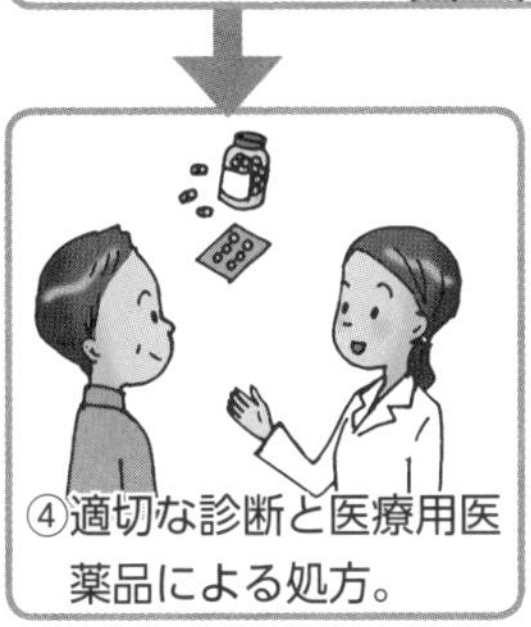
④適切な診断と医療用医薬品による処方。

ちょっとしたお腹の不調の場合は市販薬でもよいですが、それを飲んでも不調が治らなかったり、悪化したり、あるいはいったん治っても、また起こったりをくり返したりするようなら、病院で受診して医療用医薬品を処方してもらいましょう。

ちょっとした薬の説明

商品名、一般名って何？

ここでは薬についてのちょっとした説明をします。まずある薬を表す場合、最低2つの名前があります。1つは**一般名**、もう1つが**商品名**です。

体の悪いところを治してくれるのは、その薬に含まれている化学的な成分で、一般名とはその成分の名前のことをいいます。例えば下痢を止める成分「タンニン酸ベルベリン」は一般名です。タンニン酸ベルベリンでは何だかわかりませんが、テレビなどで宣伝している市販薬「ストッパ」といえば聞いたことがあるかもしれません。これは製薬会社がタンニン酸ベルベリンを主な成分として作った下痢止め薬(止瀉薬《ししゃやく》)の商品名です。

つまり「止瀉薬」はその薬がどういう仕組みで効果をもたらすか、どんな効果があるのかを表した分類名で、「タンニン酸ベルベリン」は効果をもたらす成分の名前、その成分を使って製薬会社が作った商品名が「ストッパ」ということになります。当然、タンニン酸ベルベリンを使って、別の会社が独自の商品名の薬を作ることもあります。この章では薬物療法で使用されるさまざまな薬を簡単に説明しますが、医師からもらった薬を知りたい場合は、機能や効果を表した分類名、一般名、商品名なども理解して調べてください。

一般名と商品名で薬のことを調べることができる

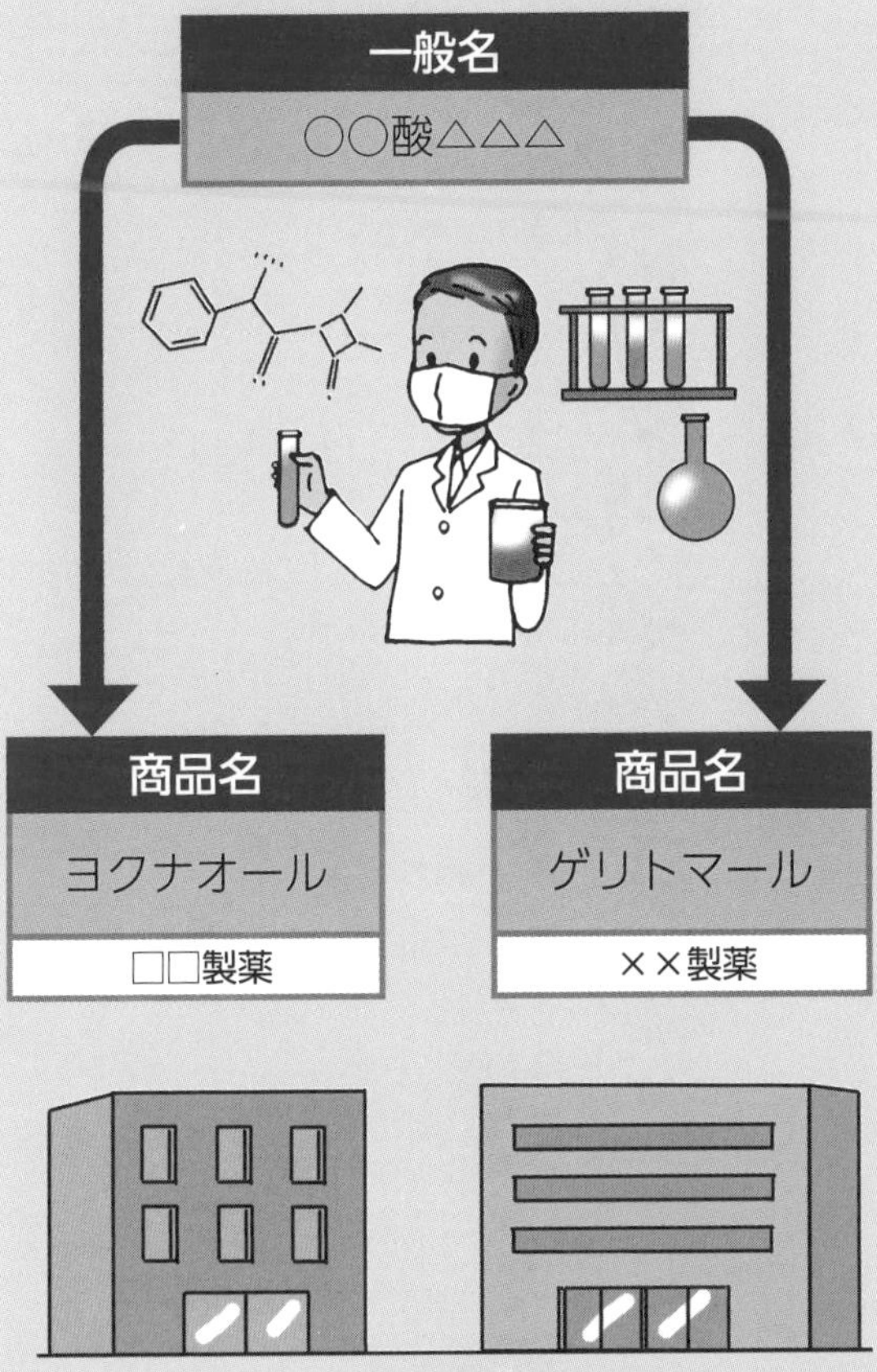

一般名
○○酸△△△
商品名
ヨクナオール
□□製薬
商品名
ゲリトマール
××製薬

薬の主成分を表す一般名、そして製品化された商品名から、処方されている薬がどんなものかわかります。まずは自分が飲んでいる薬がどんな効果で、どういう作用を使って直しているのか、服用中にやってはいけないことなど、医師に聞きながら理解しましょう。

腸全体を整える薬①

高分子重合体（一般名：ポリカルボフィルカルシウム）

患者さんを苦しめるIBS《アイビーエス》の下痢や便秘、腹痛、腹部膨満感といったといった特定の症状は、脳腸相関《のうちょうそうかん》によって腸の機能がおかしくなって起こります。このため、おかしくなった腸の機能全体を整えることは大切で、腸の機能改善を目的とする薬は、医師がIBSの患者さんに対してまず使う**第一選択薬**《だいいちせんたくやく》と位置付けられています。

高分子重合体《こうぶんしじゅうごうたい》は水分の吸収力が強く、紙オムツなどに使用される特別な樹脂の総称で、その仲間の**ポリカルボフィルカルシウム**※（一般名）は、医療用として使用されています。小腸や大腸の中で水分を吸収してゲル状になるので、便秘型IBSの場合は腸内の水分を保持することで硬い便を軟らかくし、逆に下痢型IBSの場合は余分な水分を吸収することで下痢を抑えます。つまりポリカルボフィルカルシウムは、腸内の水分バランスをとることで、腸の機能を正常に戻すわけです。当然、腹痛もそれにともなって改善されます。

ただし、胃の薬（とくに胃酸を中和する制酸薬《せいさんやく》）と一緒に服用すると効果が落ちることが

※商品名は「コロネル」「ポリフル」など。

あります。さらに腎臓の機能が低下している人が飲むと、筋力が低下したり倦《けん》怠《たい》感や吐き気などを起こす**高カルシウム血症**になったりすることがあるので、自分の状態を医師にきちんと説明しましょう。

高分子重合体（ポリカルボフィルカルシウム）の働き

下痢の場合

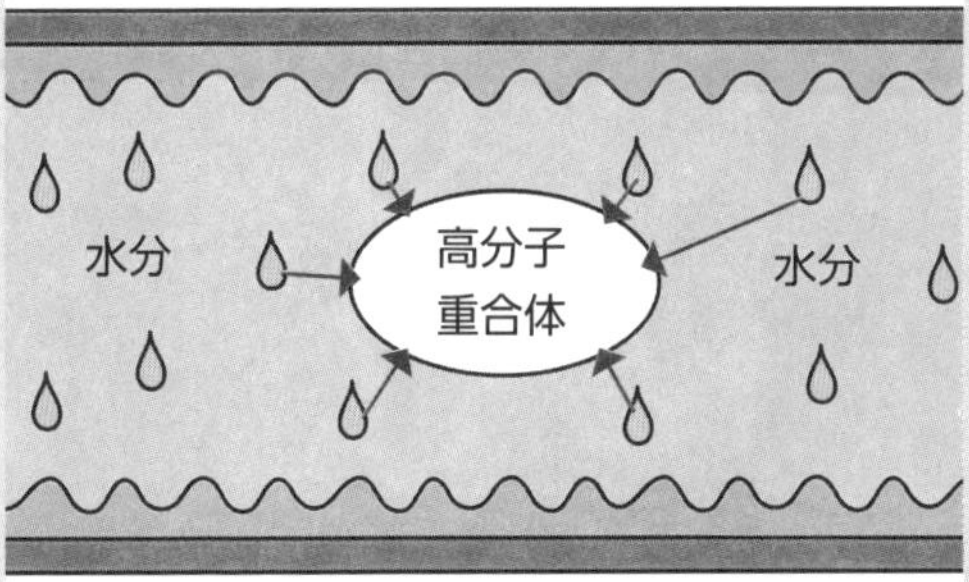

下痢のときには腸内の過剰な水分を吸収します。

便秘の場合

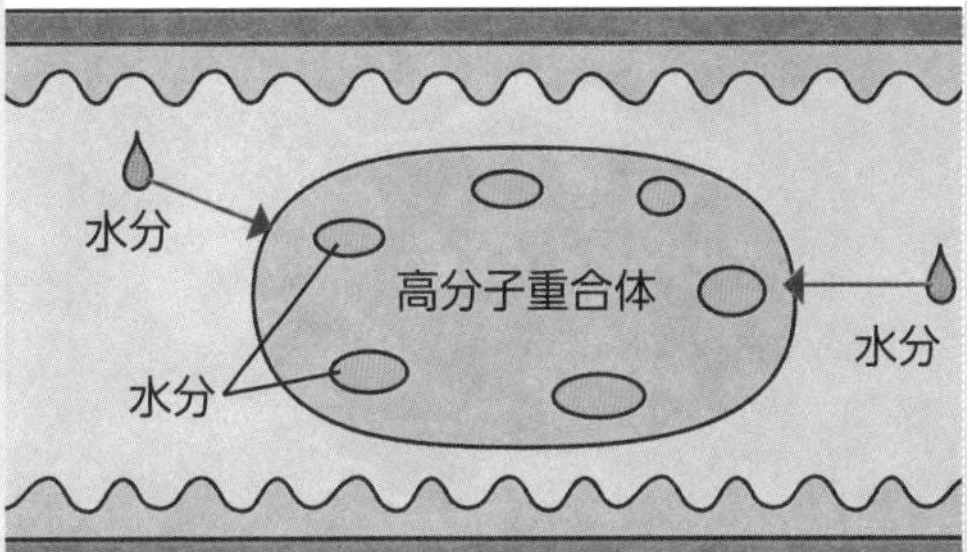

腸内の水分が不足している便秘のときは、高分子重合体が水分を吸収してくれるので、腸内に水分が保持されます。

消化管機能調節薬

消化管機能調節薬《しょうかかんきのうちょうせつやく》もIBS《アイビーエス》治療における第一選択薬です。「消化管運動機能改善薬《しょうかかんうんどうきのうかいぜんやく》」とも呼ばれ、この薬のなかでIBSの治療薬としてよく使われるものには、**オピオイド受容体《じゅようたい》作動薬《さどうやく》**があります。

神経には**オピオイド受容体《じゅようたい》**というタンパク質の構造物があり、腸の運動を司《つかさど》る神経のオピオイド受容体が刺激を受けることで、腸の運動が制御されています。

オピオイド受容体作動薬は、腸を動かす神経のオピオイド受容体にくっつくことで、過剰な運動となっている腸を鎮静化させたり、逆に運動が低下している場合は活発化させたりして、腸の運動機能を調節します。例えるなら、オピオイド作動薬という「指」で、受容体という「スイッチ」を押して腸の運動を活発にしたり抑えたりするわけです。少量を投与すると腸の運動を促進させ、多く投与すると逆に抑制させます。オピオイド受容体作動薬には、一般名※**トリメブチンマレイン酸塩**などがあります。

※商品名は「セレキノン」など。

オピオイド受容体作動薬の働き

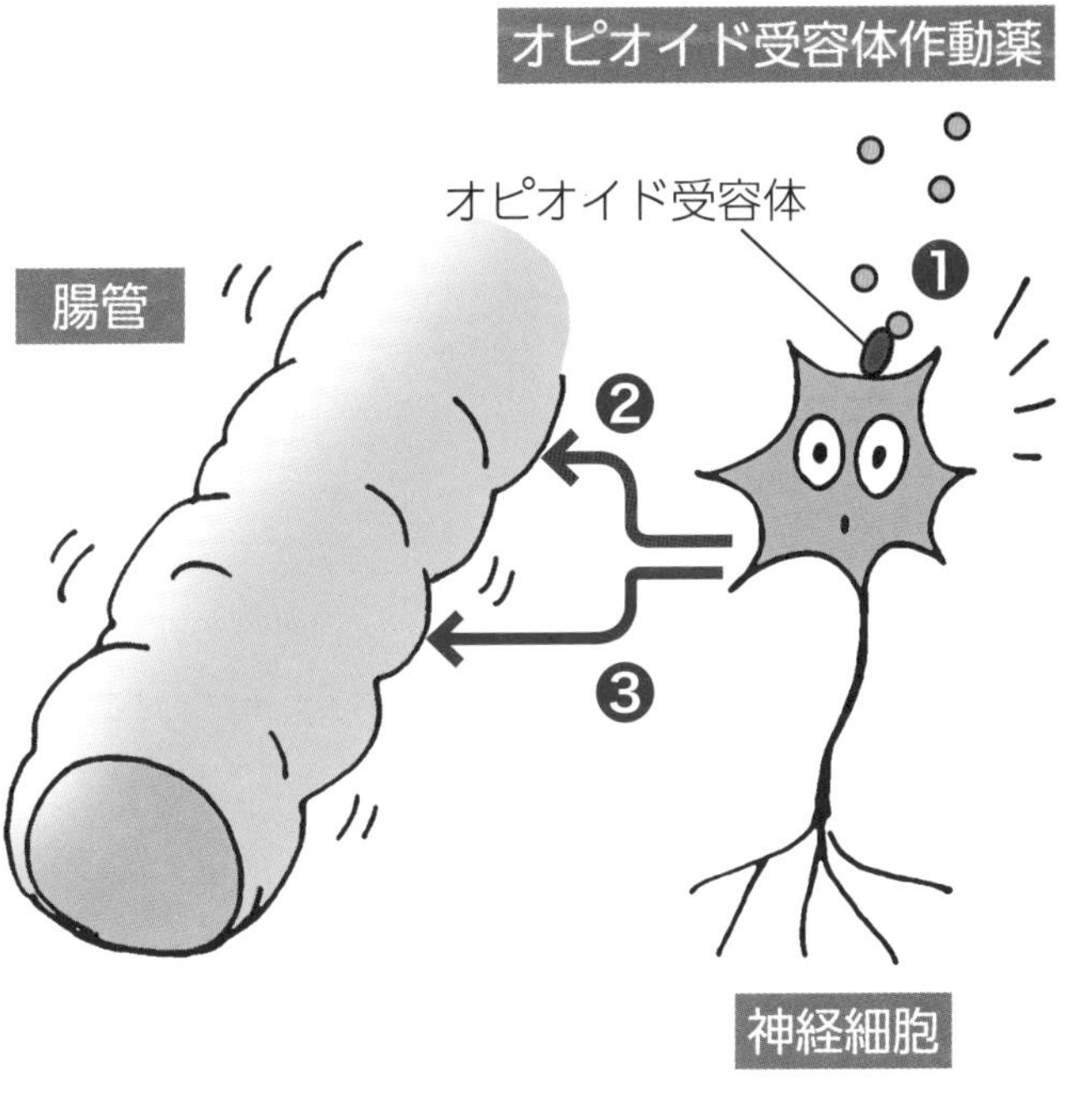

❶神経細胞のオピオイド受容体に作動薬がくっついて細胞が刺激を受けます。❷腸管が過剰な運動をしているときはその動きを抑えます。❸逆に運動が低下しているときは、腸管運動を活発にします。

プロバイオティクス（活《かっ》性《せい》生《せい》菌《きん》製《せい》剤《ざい》）

プロバイオティクスは、乳酸菌や酪酸菌、ビフィズス菌を生きた状態で薬にしたもので、**整腸剤**として知られています。人の腸の中にはさまざまな種類の細菌が存在し、バランスを取りつつ1つの環境を作っています。この環境は**腸内フローラ**（腸内細菌叢《そう》）と呼ばれますが、そのバランスが崩れると、下痢や腹痛、腹部膨満感などの症状が出ます。プロバイオティクスは腸内フローラを整え、腸の症状を抑えます。乳酸菌が作り出す乳酸は腸内を酸性にし、悪い菌の増殖を抑えます。

プロバイオティクスは作用のしくみがはっきりしません。あくまで腸内フローラに「働きかける」ことで整腸作用をもたらすので、ほかの医薬品のようにはっきりとした作用のメカニズムで治すわけではないからです。一方、1人ひとりの腸内フローラのバランスは異なるので、その影響を受けて患者さんごとに効果の違いが出ることがあります。

また、抗菌薬（抗生物質）のペニシリンは副作用として出血性腸炎や下痢が起こることがありますが、「耐性乳酸菌」を用いたプロバイオティクスは、こうした抗菌薬への耐性を持っているので、併用することで抗菌薬の副作用を抑えることもできます。

プロバイオティクスで使われる主な生菌

	乳酸菌	酪酸菌	ビフィズス菌
特徴	●ブドウ糖を養分として乳酸を作る。 ●形によって乳酸球菌と乳酸桿菌がある。 ●酸性の状態で良く増殖する。	●炭水化物などを発酵して酪酸を作る。 ●腐敗菌に対して抵抗する作用がある。 ●生きたまま腸に届く。	●棒のような形をした桿菌。 ●ブドウ糖を養分として乳酸と酢酸を作る。
はたらき	●小腸における消化と吸収を助ける。 ●大腸の働きを整える（整腸）。 ●ほかの善玉菌を増やしたりする。	●腸内の乳酸菌やビフィズス菌を助ける。 ●腸内の悪玉菌の増殖を抑える。	●整腸作用があり、腸の状態を整える。 ●大腸において、悪玉菌を減らして善玉菌を増やす。

表はあくまでも１つの目安です。各々の菌にはたくさんの種類があり、それぞれが表のような働きをするので、例えば乳酸菌すべてが表の働きを全部するというわけではありません。

ＩＢＳの整腸では、腸内フローラを整える目的でプロバイオティクスが使われる傾向にあります。耐性乳酸菌製剤の場合は、抗菌薬と併用してもその影響を受けません。また、プロバイオティクスとプレバイオティクス（オリゴ糖、食物繊維の一部）を一緒に摂ることで、効果が高まります。プレバイオティクスは、プロバイオティクスの菌などの栄養源になったり、増殖を促したりして、菌の活性を高めます。

セロトニン5HT$_3$受《じゅ》容《よう》体《たい》拮《きっ》抗《こう》薬《やく》

セロトニン5HT$_3$受容体拮抗薬は、下痢を劇的に止める効果があり、下痢型IBS《アイビーエス》においてはよく使われる薬です。

成分である**ラモセトロン塩酸塩**[※]は、もともとがんの治療で抗がん剤を使用するとき、その副作用である吐き気を取り除く薬でしたが、機能性の下痢を抑える効果が確認されたことで、IBSの治療薬として用いられるようになりました。塩酸ラモセトロンを主成分とするIBS治療薬には「イリボー」があります。

第1章の脳腸相関《のうちょうそうかん》の説明のところで、**セロトニン**という神経伝達物質が脳と腸にたくさん存在し、これが腸の活動に影響を与えていることを説明しました。腸には、このセロトニンがとくにくっつくタンパク質の構造物――**セロトニン受容体**が豊富にあり、セロトニンがこの受容体にくっつくことで腸が刺激を受けてその運動を活発にさせています。

脳からストレスなどの情報伝達があると、腸でのセロトニンの分泌量が増えて、大腸の

※商品名は「イリボー」。

運動が過剰になり、下痢型ＩＢＳが起こります。いわば、セロトニン受容体という「カギ穴」に、セロトニンという「カギ」を差し込むことで、腸の運動を活発にするという「トビラ」が開くわけです。

セロトニン５ＨＴ$_3$受容体拮抗薬の主成分であるラモセトロン塩酸塩は、この腸にある受容体にくっつくことで、セロトニンが受容体にくっつくことを邪魔します。つまり、セロトニンよりも先回りしてカギ穴をふさぐことで、腸が過剰に運動することを抑えているわけです。腸の運動異常が抑えられるとともに感覚の異常も改善するため、腹痛症状も消失します。

その効果や即効性はほかの薬と比べて非常に高く、下痢や腹痛の症状が早期に消失するので、現時点で、下痢型ＩＢＳにおける「特効薬」ともいえる位置づけとなっています。この章の冒頭でも述べましたが、電車やバスでの通勤通学や、重要な会議およびテストなどの前で1回でも下痢や腹痛が起こると、それをきっかけとして**予期不安**が起こり、以後も下痢や腹痛をくり返すという負の連鎖が起こります。ですが塩酸ラモセトロンの劇的な効果は、こうした負の連鎖を断ち切るのに非常に有効であり、症状としての下痢や腹痛を一時的に抑えるだけでなく、ＩＢＳそのものの治療にも貢献することが可能です。

ラモセトロン塩酸塩の働き

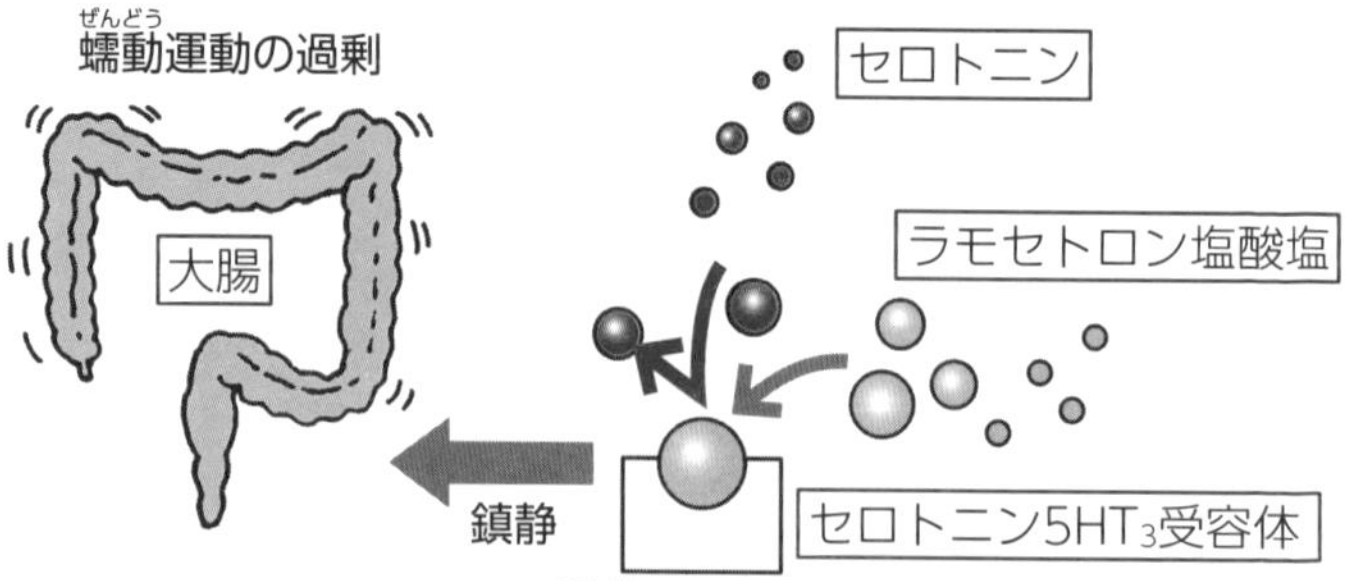

ラモセトロン塩酸塩は、大腸の蠕動《ぜんどう》運動を活発にする物質のセロトニンよりも前にセロトニン5HT3受容体にくっつくことで、セロトニンの働きを邪魔して大腸の過剰運動を鎮めます。いわば、カギ穴をふさぐことで、カギを差し込めなくさせて、ドアを開けられなくさせているようなものといえます。

IBS治療においては、初めは女性への有効性が確認できず、男性の患者さんにだけ使用が認められていました。ですがその後、女性に対しての有効性が確認できたため、現在では男女ともに使用されています。

ラモセトロン塩酸塩は、腸の活動を鎮静化させる強い作用がありますが、逆にその強さゆえに、副作用として便秘が起こりやすくなります。とくに女性の患者さんの場合は、男性よりも便秘や硬い便の発生率が高くなるとされます。効かないからといって、患者さんが勝手に服用量を増やすと、今度は便秘で苦しむことになります。これはほかの薬全般にいえることですが、医師に決められた服用量は、きちんと守るようにしましょう。

予期不安による悪循環

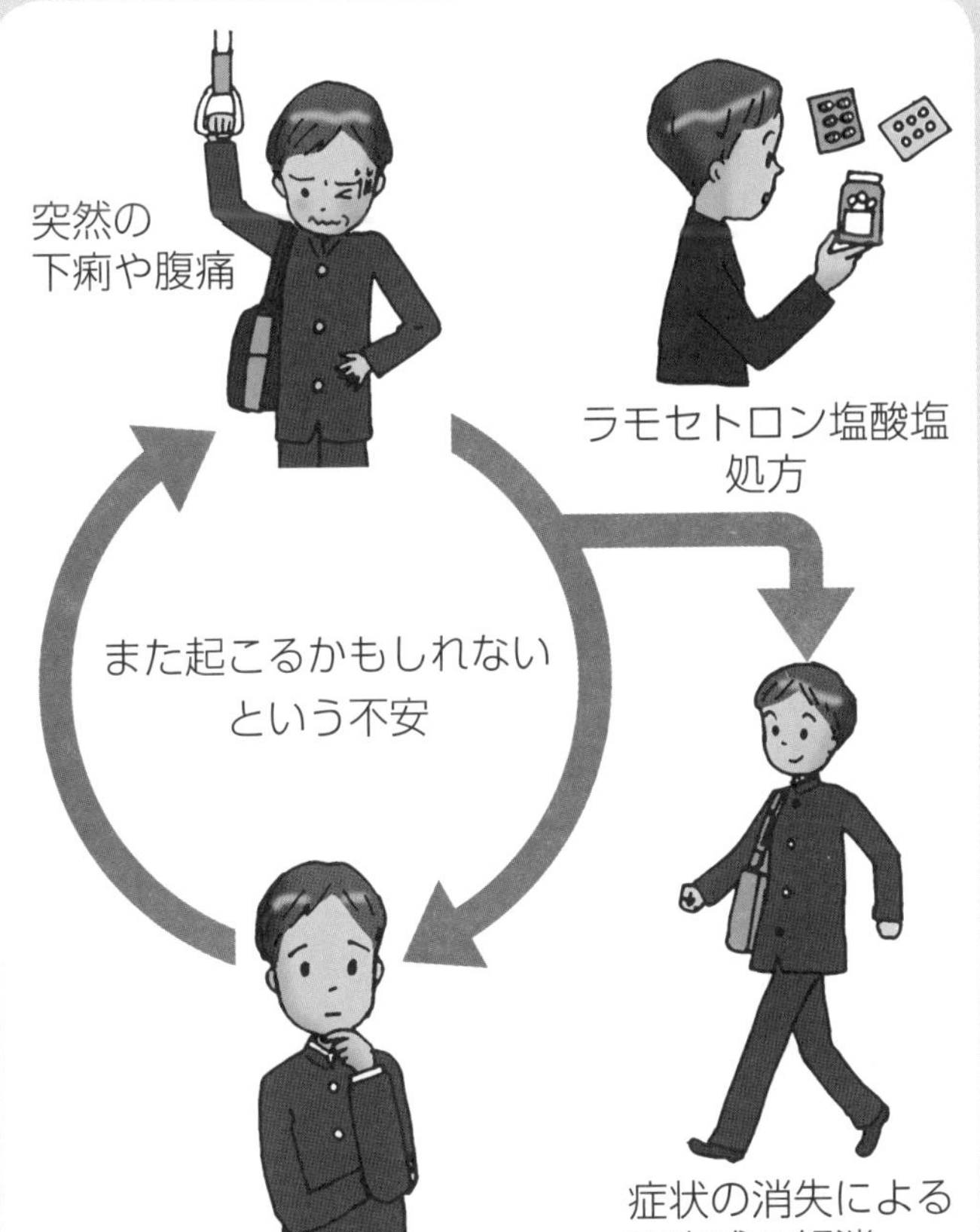
突然の
下痢や腹痛
ラモセトロン塩酸塩
処方
また起こるかもしれない
という不安
症状の消失による
不安感の解消

突然の下痢などによって生じる不安感が、再び症状を引き起こす悪循環に対して、症状の消失が明確にわかるラモセトロン塩酸塩は、悪循環を断ち切る特効薬のようにとらえられています。ラモセトロン塩酸塩に限らず、ＩＢＳの薬物療法は、症状の抑制・消失によって精神的安定をもたらすことができます。

止《し》瀉《しゃ》薬《やく》（下痢止め薬）

止瀉薬には多くの種類があり、下痢を止めるという効果だけで見れば、先述の高分子重合体（ポリカルボフィルカルシウム）やプロバイオティクスなども下痢止め効果がある薬といえますが、ここでは止瀉薬としてIBS《アイビーエス》の薬物療法で使用される主な薬を挙げます。

一般名**ロペラミド塩酸塩**《えんさんえん》※1は、**腸運動抑制薬**と呼ばれる分類の薬です。ロペラミド塩酸塩は非麻薬生合成アヘン様化合物であり、オピオイド受容体に作用して腸管の運動と分泌を抑制します。即効性があり、ひとまず下痢がひどいときの腸の機能を整えるために使われますが、多めの量を長く飲み続けると重い便秘になることがあるので、下痢の症状が止まったらすぐに中止します。

そのほかに、植物から得られた**ベルベリン塩《えん》化《か》物《ぶつ》水《すい》和《わ》物《ぶつ》**※2を成分とする止瀉薬があります。抗コリン薬ではありませんが、腸の蠕《ぜん》動《どう》運動を緩やかにしたり、腸内の腐敗発酵を抑制したりして下痢を止めます。ちなみに、これら止瀉薬は、細菌性の下痢や出血性大腸炎で使

※1 商品名は「ロペミン」など。
※2 商品名は「フェロベリン」など。

用すると治りが遅くなるので、これらの際には基本的に投与しません。

【ロペラミド塩酸塩の働き】

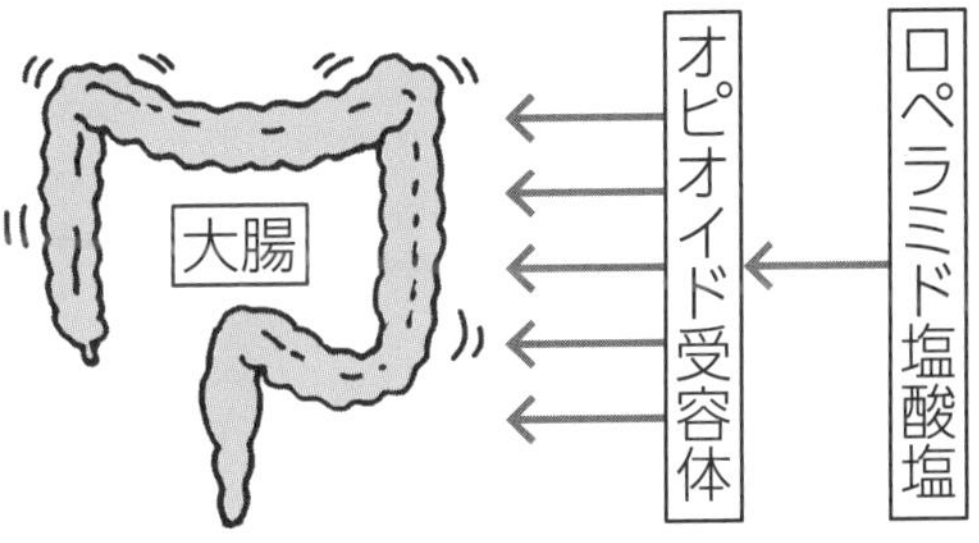

【ベルベリン塩化物水和物の主な働き】

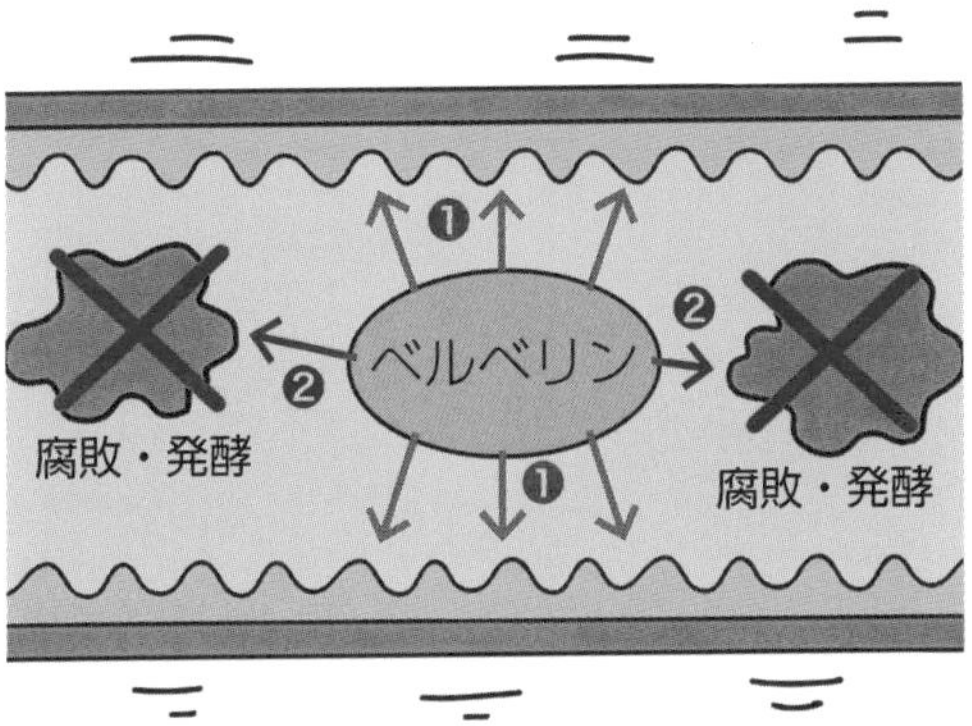

ロペラミド塩酸塩は、オピオイド受容体に作用して大腸の過剰な運動を抑えます。ベルベリン塩化物水和物は、同じく成分として含まれているゲンノショウコ・エキスとともに腸管のけいれん的な運動を鎮めるとともに、大腸内の細菌による腐敗・発酵作用を抑えます。

便秘に対する薬①

粘《ねん》膜《まく》上《じょう》皮《ひ》機《き》能《のう》変《へん》容《よう》薬《やく》

便秘は、便が水分を失って硬くなって起こるので、大腸に十分な水分が分泌されると改善します。**粘膜上皮機能変容薬**は、水分の分泌を促して便秘を改善します。

腸の内側にある粘膜の細胞には、**グアニル酸シクラーゼC**という受容体があり、これが刺激されると、腸内に水分が分泌されるようになります（受容体については、84ページと88ページ参照）。粘膜上皮機能変容薬の1つである一般名**リナクロチド**[※1]は、そのグアニル酸シクラーゼC受容体にくっついて刺激し、腸管内部で水分を分泌させて排便を促します。さらに大腸の痛覚過敏も抑えるので、腹痛や腹部不快感も改善されます。

もう1つの一般名**ルビプロストン**[※2]という薬は、CIC－2というイオンチャンネル（これも受容体の一種）にくっつくことで刺激を与え、大腸内に水分をもたらします。便秘そのものを改善させるので、ルビプロストンも結果的に腹痛や腹部不快感を取り除くことが期待できます。両方とも非常に高い効果を発揮するので、効きすぎによる下痢が起こるこ

※1 商品名は「リンゼス」。 ※2 商品名は「アミティーザ」。

とがあり、とくに用量に注意する必要があります。

粘膜上皮機能変容薬の働き

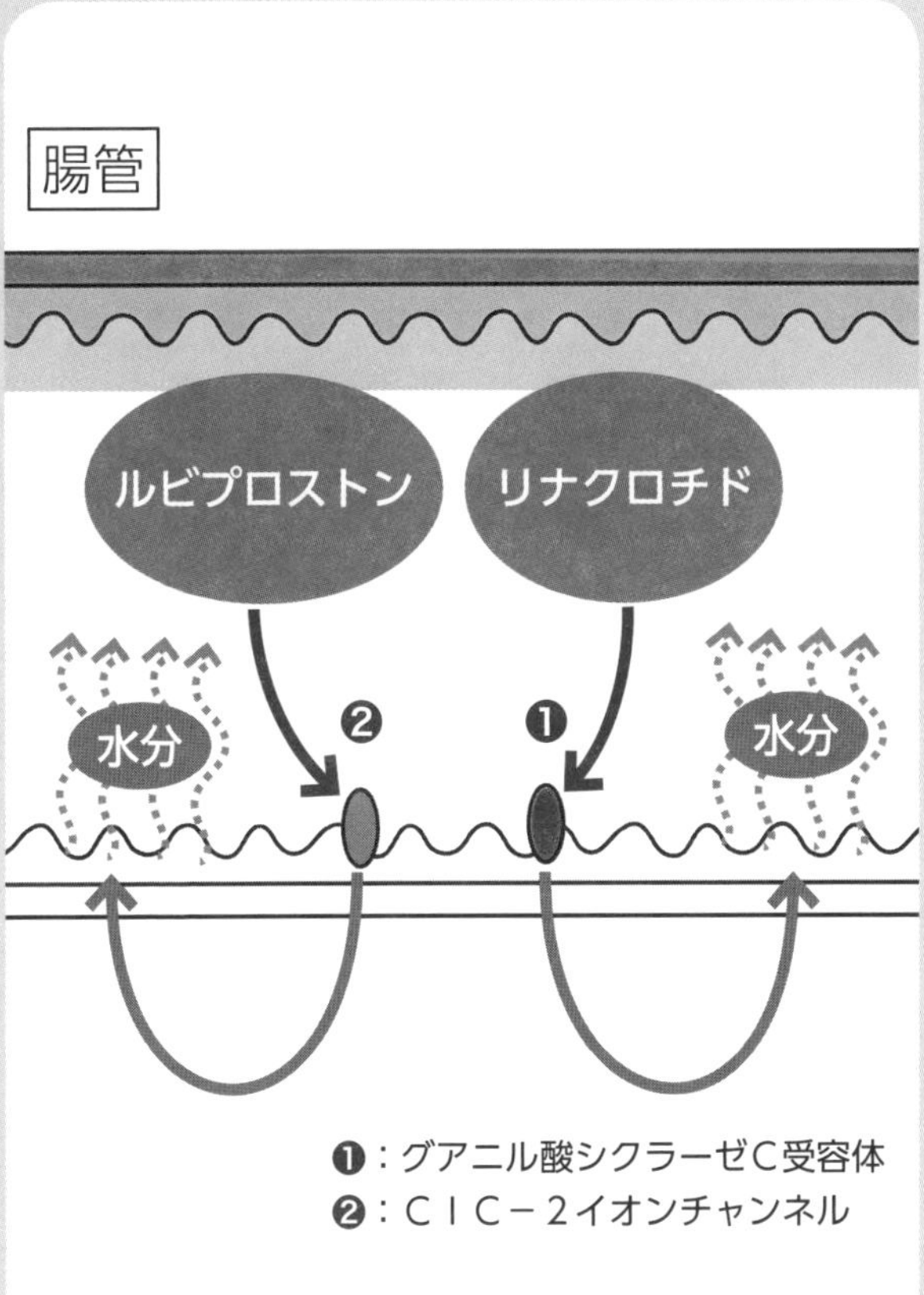

粘膜上皮機能変容薬は、腸管内部の表面を覆っている細胞（粘膜上皮細胞という）の受容体やイオンチャンネルにくっつくことで水分を出させて便秘を解消します。２つの薬はくっつく対象が違いますが、基本は同じ方法で水分を分泌させています。

下剤

下剤には大きく分けて**機械的下剤**と**刺激性下剤**があります。さらに機械的下剤には**塩類《えんるい》下剤**(浸透圧《しんとうあつ》性下剤)、膨張《ぼうちょう》型下剤、浸潤性《しんじゅんせい》下剤の3種類があります。ここでは、便秘型I《アイ》B《ビー》S《エス》の薬物療法でよく使われる下剤を紹介します。

塩類下剤の1つである**酸化マグネシウム**[※1]は古くから使われている下剤で、便秘型IBSの下剤としてもよく使用されます。酸化マグネシウムは体に吸収されにくく、腸の中にたまり、水分を吸収することで腸内部に水分をとどめます。こうして硬くなった便を軟らかくし、同時に、水分を含んだ便が膨張するので、その刺激によって腸の運動も活発になります。

水分を吸収するという仕組みから、大量の水と一緒に服用すると効果的です。また、服用中にカルシウムや牛乳を多めに摂取するとミルク・アルカリ症候群という病気になる確率が高くなるので、服用中はこれらの食品をたくさん摂取することはやめましょう。

※1 商品名は「マグラックス」「マグミット」など。

刺激性下剤は腸の神経を刺激して運動を活発にし、排便を促します。腸の運動が低下している機能性疾患である便秘型ＩＢＳに効果があり、子どもから高齢者、妊婦さんの便秘にも効果を発揮します。刺激性下剤としては一般名**ピコスルファートナトリウム**[※2]などがあります。

下剤はほかにも多くの種類があり、患者さんの状態に合わせて処方されます。

※２ 商品名は「ラキソベロン」など。

酸化マグネシウムの働き

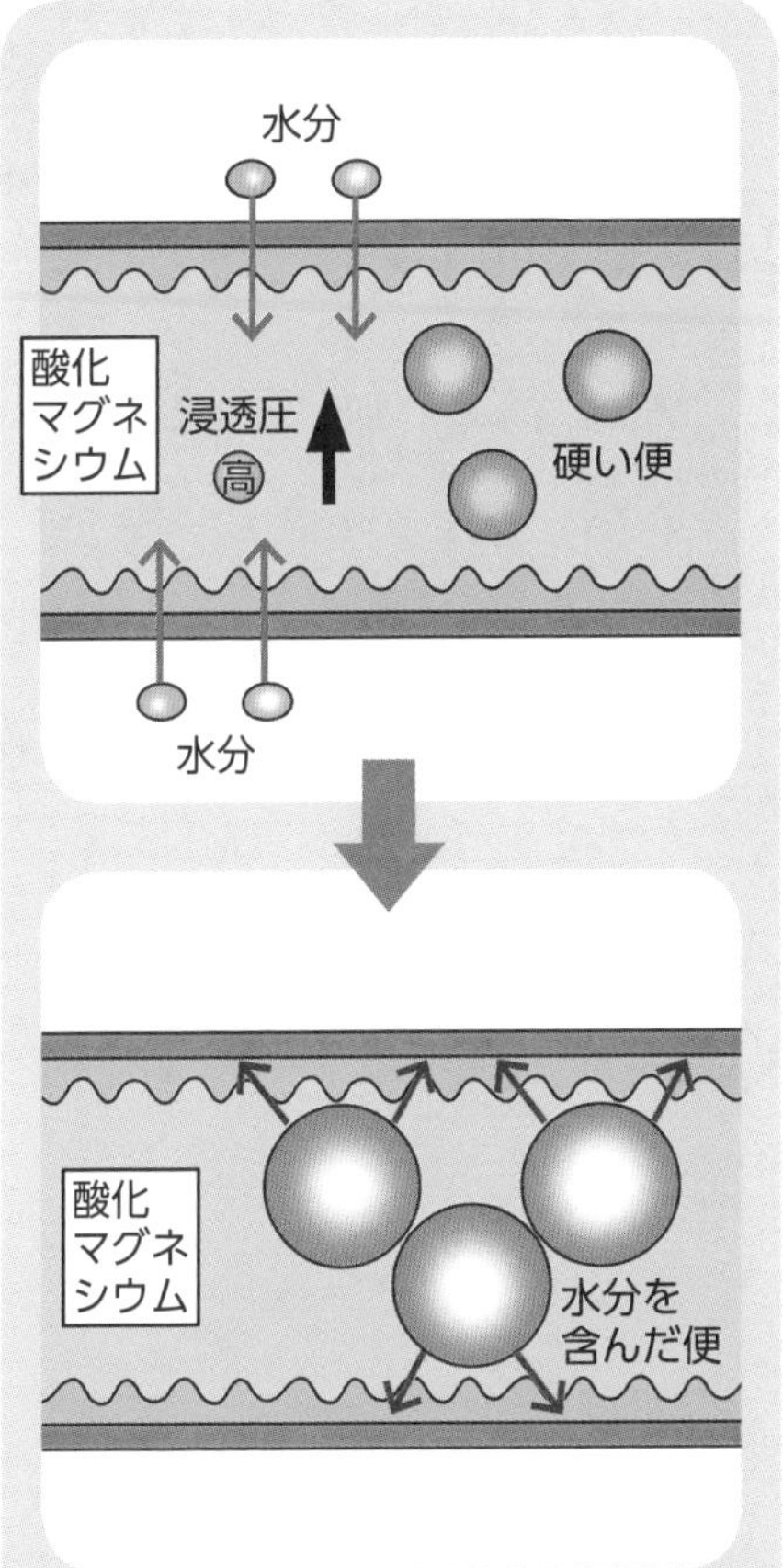

酸化マグネシウムによって腸管内部の浸透圧が高くなります。すると外側から腸管の内部に水分が流れ込んで便秘を解消します。また、水分を含んだ便は膨張するので、それによって腸を刺激し、運動が活発となります。

抗コリン薬と抗不安薬

下痢や便秘をなくすことにターゲットを絞ったり、もともとの腸のバランスを整えたりするだけでなく、腹痛や腹部不快感がひどくなったりしたときに処方されるような薬をここで紹介します。いくつかありますが、IBS《アイビーエス》治療でよく使用されるものを挙げます。

抗コリン薬は腸の運動を鎮めるので、腹痛を抑制する効果が期待できます。

腹痛は内臓のけいれんや、そうした運動などが脳に過剰に伝達されて起こります。抗コリン薬の仲間である一般名※1**臭《しゅう》化《か》チキジウム**は、運動を鎮める働きを持つ副交感神経に作用することで、けいれんなどの腸の異常運動を抑えて腹痛を消失させます。これはもともと胃炎や胃潰瘍、十二指腸潰瘍などの上部消化管の薬ですが、IBSの腹痛症状にも有効として使用されます。

不安の感情を取り除く**抗《こう》不《ふ》安薬《あんやく》**、一般名※2**タンドスピロンクエン酸塩**は、不安感を取り除くことでストレスを軽くし、腹痛や腸の運動を抑えます。抗不安薬は精神科で主に使用さ

※1 商品名は「チアトン」など。
※2 商品名は「セディール」など。

れる種類の薬で、脳の認知機能に働きかけるので、抗コリン薬とは少し作用の仕方が異なっています。

抗コリン薬と抗不安薬の腹痛を抑える仕組み

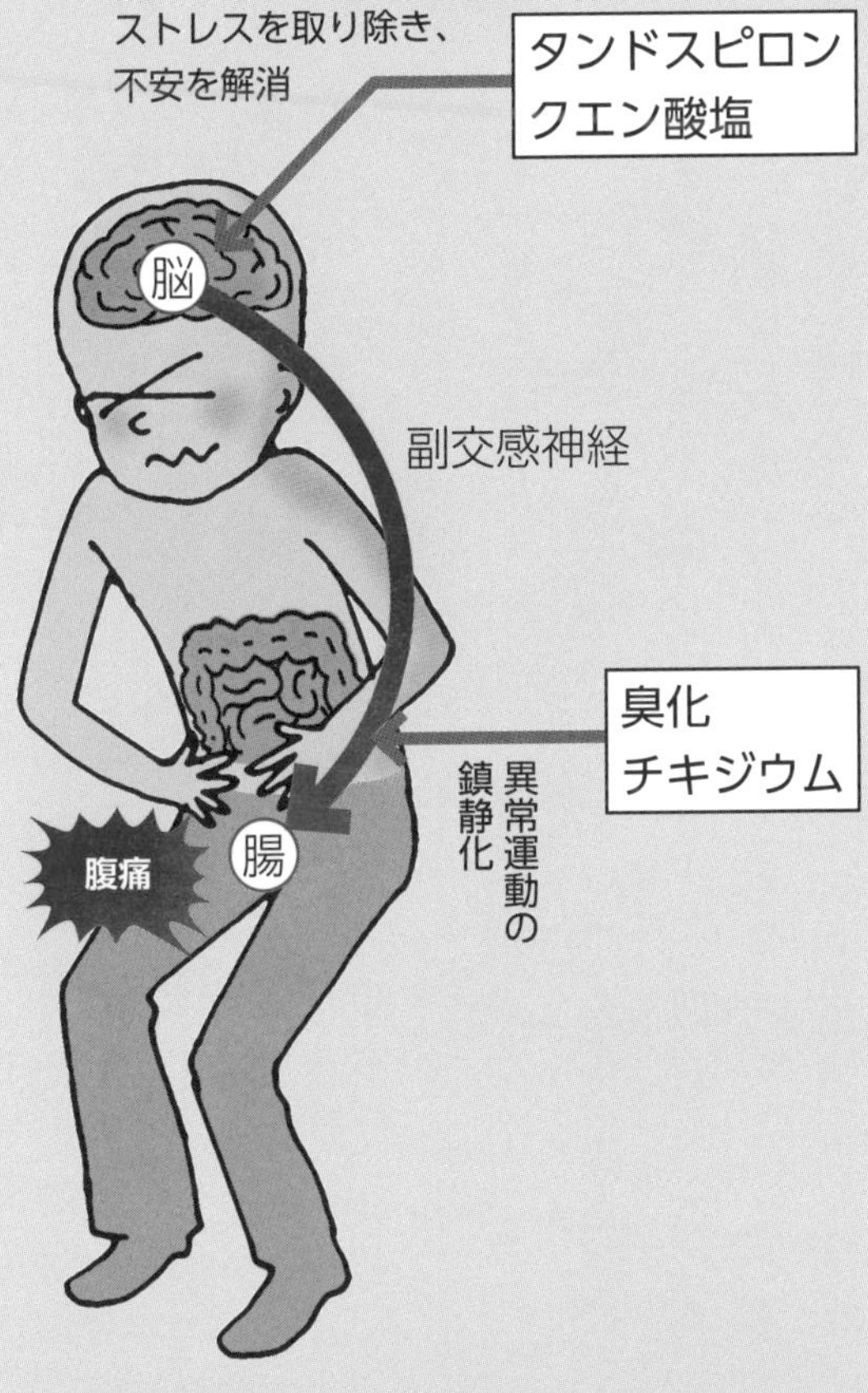

ストレスを取り除き、不安を解消
タンドスピロンクエン酸塩
脳
副交感神経
臭化チキジウム
異常運動の鎮静化
腸
腹痛

臭化チキジウムは、内臓を鎮静化させる副交感神経に作用して腸の過活動を抑えます。これに対し、抗不安薬のタンドスピロンクエン酸塩は、脳のセロトニンに直接作用して不安感を取り除きます。

胃腸内ガス駆除剤

腸管内部で腐敗発酵が進むとガスがたまります。とくに便秘になると、便の排泄がスムーズにいかなくなるので、腸内フローラで悪玉菌が増え、それによってメタンや窒素などのガスが発生します。こうなると、「お腹がゴロゴロする」「お腹が張って苦しい」といった腹部不快感が強く出てきます。

ＩＢＳ《アイビーエス》の治療で、腹部膨満感など不快感が強い場合は、**胃腸内ガス駆除剤**が使用されます。これは消化管内部のガスを取り除くもので、ＩＢＳでは一般名※**ジメチコン**がよく使われます。ジメチコンは界面活性剤《かいめんかっせいざい》で、腸内のガスを集めて血液中や、おならとして体外に排出し、腹部膨満感を取り除きます。ただし、体内で発生したガスに対して効果はありますが、口から飲み込んだ空気の除去には効果はありません。「イリボー」のような、便通異常を決定的に治すものではなく、腹部膨満感などの腹部不快感がひどく、患者さんが苦しんでいるときに用いられる薬です。

※商品名は「ガスコン」など。

ジメチコンの働き

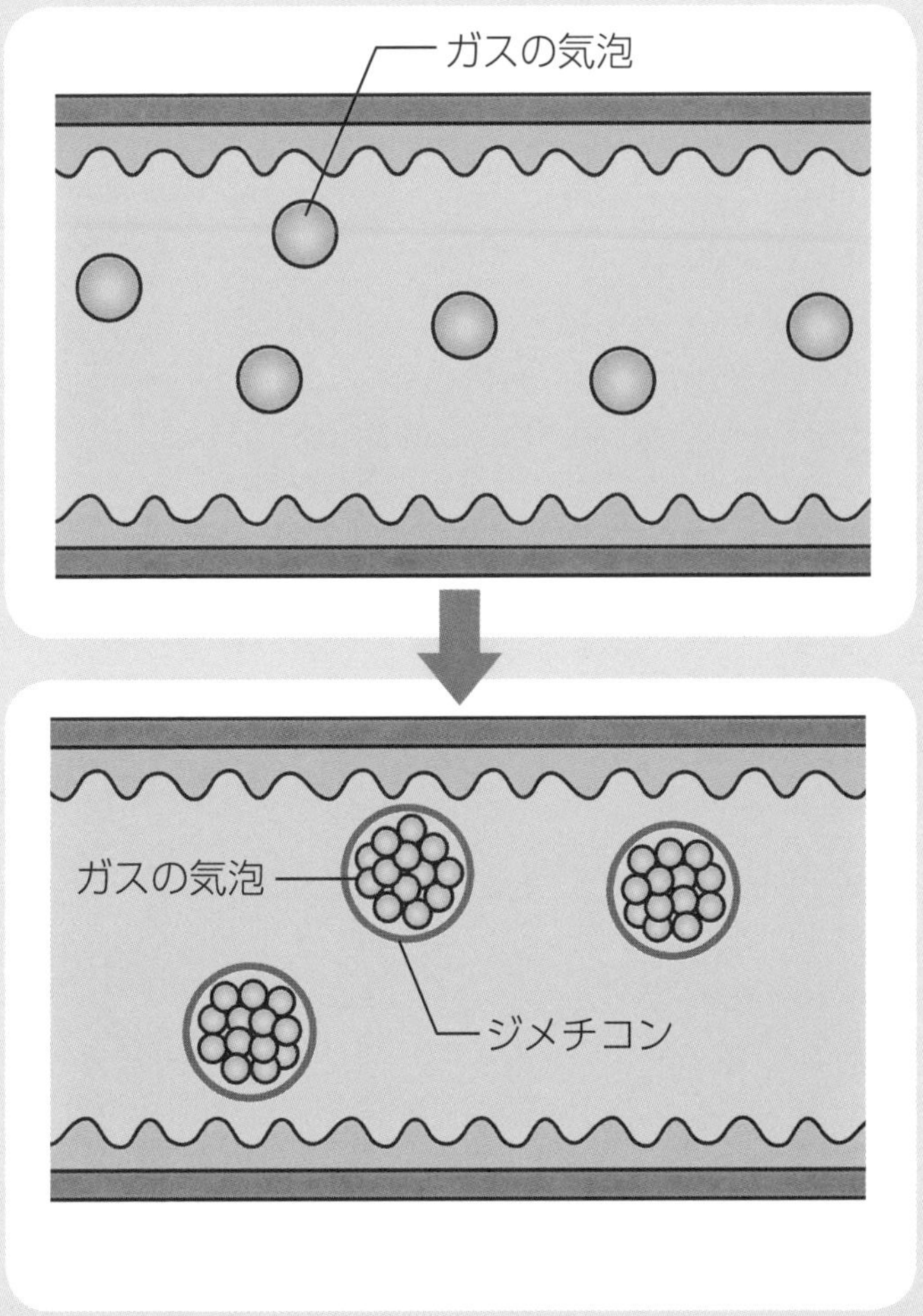

腸内のガスは、小さな気泡として存在しています。ジメチコンはこれら小さな気泡を集め、界面活性の仕組みによってつぶして大きな気泡に変え、体外に排出しやすくします。

漢方薬と抗うつ薬

IBS《アイビーエス》の薬物療法で使用される主な薬は今まで述べてきたようなものがありますが、ここでは、それ以外の薬でIBSの治療に使われるものを簡単に取り上げてみます。

IBSの薬物療法では、漢方薬も使用されることがあります。漢方薬は自然の植物からとられた**生薬**《しょうやく》を組み合わせて作られており、下痢や吐き気を和らげるものとしては**半夏瀉心湯**《はんげしゃしんとう》などが、腹痛や腹部膨満感を和らげるものとしては**桂枝加芍薬湯**《けいひかしゃくやくとう》などがあります。半夏瀉心湯は神経症にも効果があるとされているので、精神的な要因で下痢を起こしてしまう場合には向いているといわれます。また、腹部膨満感が強い場合には**大建中湯**《だいけんちゅうとう》を用います。

不安感が強い患者さんに対しては、うつ病の治療薬で、精神科領域でよく処方される抗うつ薬も、不安感を感じなくさせるので使用されることがあります。確かに、データ的にはIBSの便通異常や腹痛などに効果が認められています。ただし、抗うつ薬は副作用が強く出るものが多いです。日本の消化器科や胃腸科の臨床現場においては、IBSの薬物療法で抗うつ薬は積極的には使用されない傾向にあります。

抗うつ薬や漢方薬－いろいろあるIBSの薬

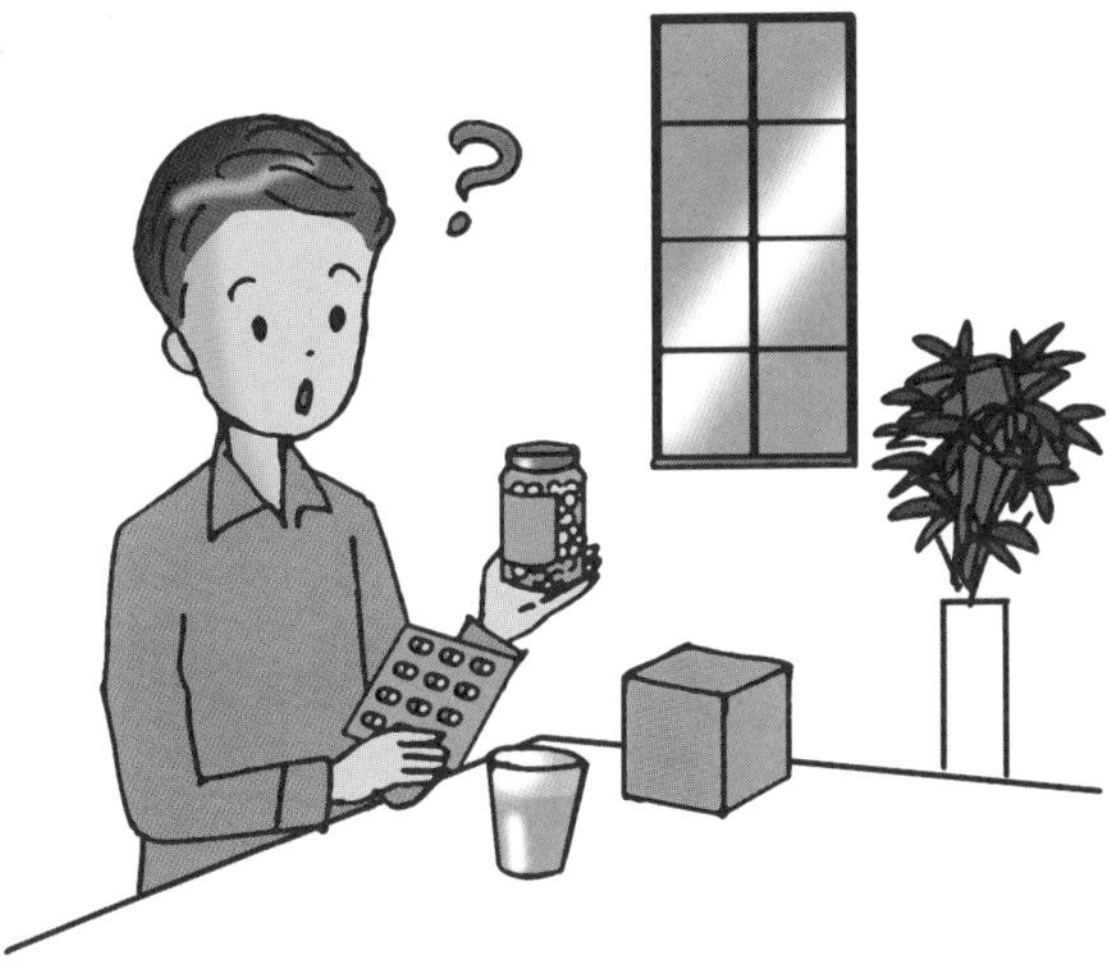

漢方薬は東洋医学の薬です。一方、抗うつ薬はうつ病に使用される薬で、精神科領域でよく使われます。ＩＢＳはストレスといった心理的要因と、腹痛や下痢、便秘といった具体的な体の症状の両方が関係しており、今までご紹介してきた薬以外も、患者さんの状態や医師の経験などに基づいて処方されます。

症状を抑え、生活のリズムを取り戻す

薬物療法の大まかな進め方

ＩＢＳ《アイビーエス》の薬物療法の大まかな進め方は、まず便通異常から下痢型か、便秘型か、混合型かを判断したあと、腸の機能を整える高分子重合体やプロバイオティクスなどの薬を基本的に処方しつつ、各タイプにあった薬も使用して、**ピンポイントで下痢や便秘を改善する**方法をとります。

腹痛や腹部膨満感などの腹部不快感がひどいときには、それに合わせて胃腸内ガス駆除剤や、腹痛を抑える臭化チキジウムなどの抗コリン薬などを加えます。

おおまかな進め方はこのようになりますが、ＩＢＳの薬物療法で用いられる薬は、今まで述べてきた薬以外にもたくさんあります。基本的に、医師の経験や判断、そして患者さんの症状や体質によって、その選択は千差万別といえます。

さらに、もし最初の薬の処方で効果がなかった場合、薬物療法を含めた治療方法全体を見直すことも行われます。日本消化器学会がＩＢＳの診療の方針として定めたガイドラインでは、もし効果が出なかった場合の第2段階では、先に挙げた漢方薬や抗うつ薬の使用も盛り込まれています。

これはあくまでも方針なので、絶対的なものではありませんが、自分に処方されている薬がどんなものなのかを知って、IBSの診療が、患者さんの状態を見ながら進めていくものであることを理解しておきましょう。

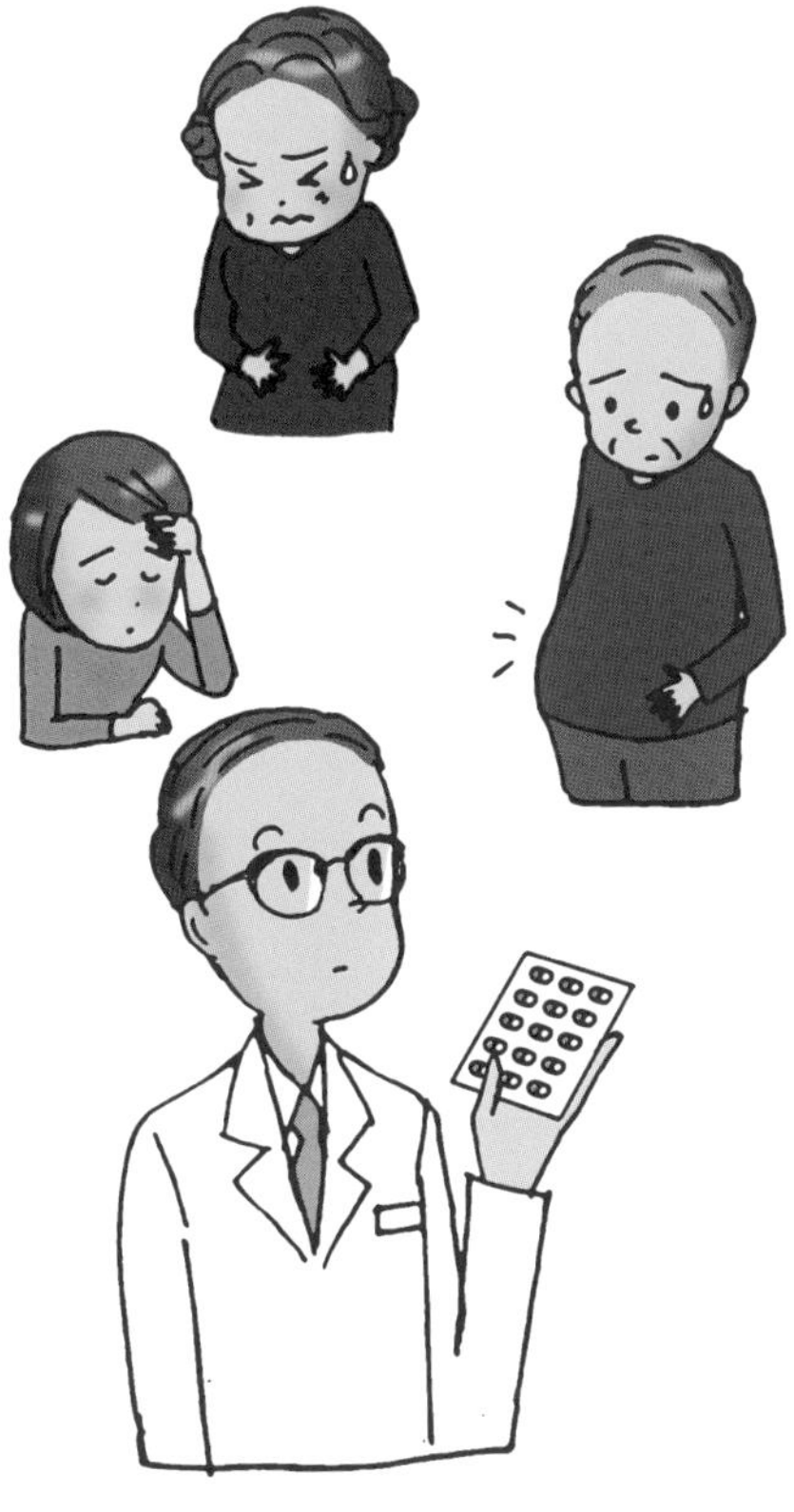

薬物療法の具体的な一例

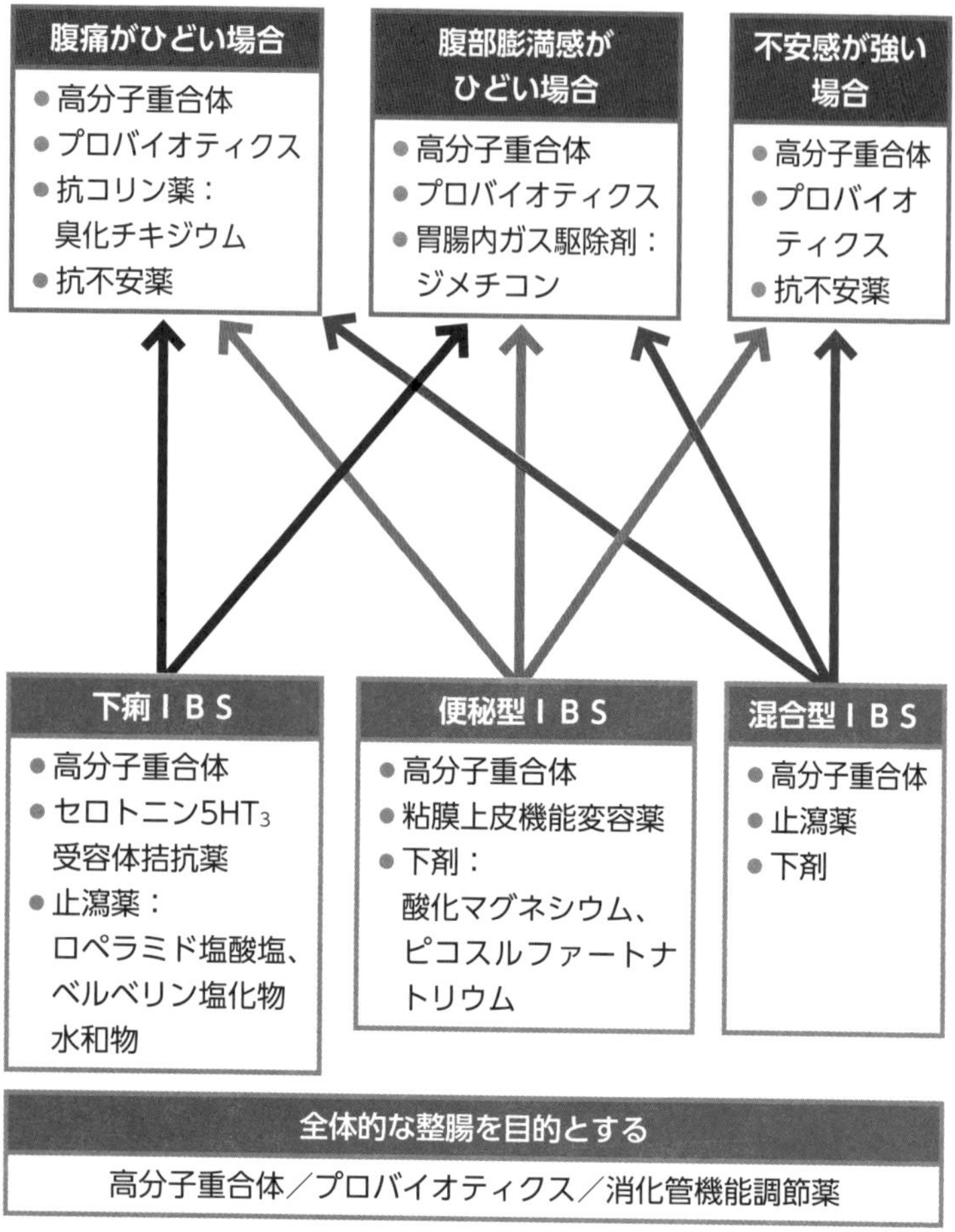
腹痛がひどい場合
●高分子重合体
●プロバイオティクス
●抗コリン薬：臭化チキジウム
●抗不安薬
腹部膨満感がひどい場合
●高分子重合体
●プロバイオティクス
●胃腸内ガス駆除剤：ジメチコン
不安感が強い場合
●高分子重合体
●プロバイオティクス
●抗不安薬
下痢ＩＢＳ
●高分子重合体
●セロトニン5HT3受容体拮抗薬
●止瀉薬：ロペラミド塩酸塩、ベルベリン塩化物水和物
便秘型ＩＢＳ
●高分子重合体
●粘膜上皮機能変容薬
●下剤：酸化マグネシウム、ピコスルファートナトリウム
混合型ＩＢＳ
●高分子重合体
●止瀉薬
●下剤
全体的な整腸を目的とする
高分子重合体／プロバイオティクス／消化管機能調節薬

上の図に書かれている薬も、必ずこれを使うというわけではありません。図はあくまでも一例ですが、基本的にＩＢＳの治療では大腸全体の整腸作用を促すことがベースにあり、それにＩＢＳの各タイプに合わせた薬が処方されます。初診あるいは治療の途中で、腹痛や腹部膨満感が出てきたときには、それらの症状を抑える薬を考えます。

第4章

生活習慣や食事のコツ

生活習慣を改める①

食事や運動、生活習慣の改善にも気を配る

第3章で述べたように、薬物療法はＩＢＳ《アイビーエス》の症状を、患者さんが実感できるほど取り除いてくれます。ですが、「排便」という日常行動に異常が生じるＩＢＳの場合、下痢や便秘になりやすい食事を見直したり、日常の行動を改善したりして**生活習慣を改める**ことも、症状を抑えるための重要な要素となります。

また、腸の活動を整える適度な運動は大切な要素ですが、それだけではなく、脳腸相関《のうちょうそうかん》がＩＢＳに大きな影響を与えていることからすると、運動することで心をリフレッシュさせることにもなります。

とはいえ、極端に進める必要はありません。第5章で詳しく述べますが、自分を追い込んでしまうと、逆にＩＢＳを長引かせてしまうかもしれないからです。

第4章では、食事や運動を含めた生活習慣の改善について、コツのようなものを挙げていきたいと思います。

IBSの症状を抑えて、元の生活を取り戻そう

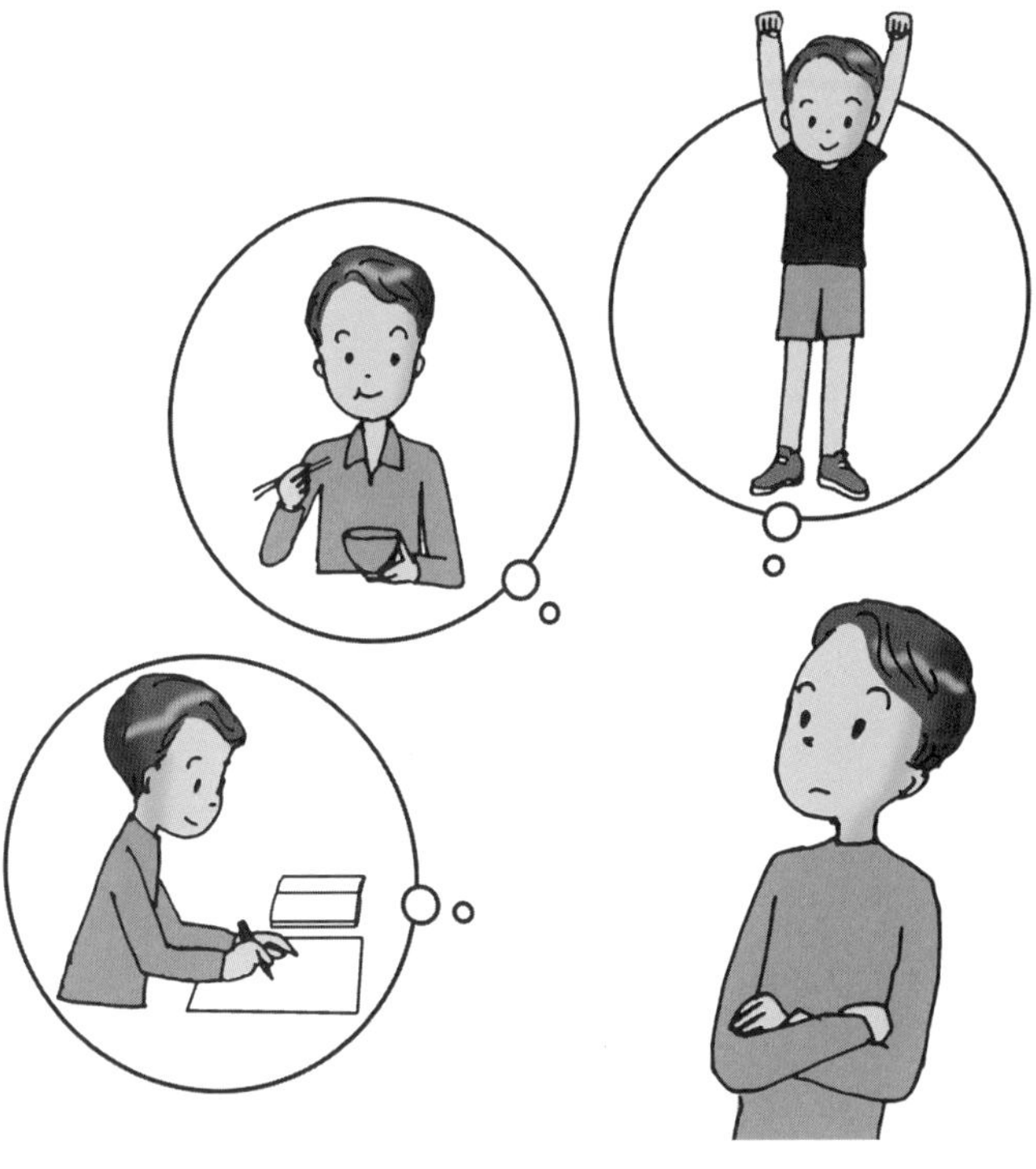

薬物療法は症状を抑えてQOL（生活の質）を向上させますが、同時に食事や運動、日常生活の内容など、「生活習慣の改善」を行うことも、IBSの治療では重要となります。

生活習慣を改める②

自分に合う生活のリズムを見つけ出しIBSをコントロール

心理的なストレスなどが大きな要因となり、**内臓《ないぞう》知覚《ちかく》過敏《かびん》**や**腸管《ちょうかん》運動《うんどう》異常《いじょう》**となるＩＢＳ《アイビーエス》は、普通の器質的な疾患と違います。もちろん、器質的疾患もそんな簡単に治るものではありませんが、ＩＢＳは「ここを取り除けば治る」「この炎症を抑えれば、快方に向かう」という病気ではありません。食事や運動も含めた日常の生活習慣にも目を向けて、便通異常や腹部不快感を日ごろからコントロールすることが重要となります。

下痢や便秘を起こしやすい食事をしていないか、あるいは食事の方法をとっていないか、体調を整える運動を行っているかなどを見直してみましょう。体が正常になると、腸管運動も正常になります。さらに通勤・通学や、睡眠、余暇などにも目を向けます。

つまり、自分に合った生活のリズムを取り戻すことでＩＢＳをコントロールし、不快な症状が再発しにくい状況にもっていくわけです。まず、そうした心がまえで自分の生活を見直すことから始めましょう。

患者さんが見直したほうがよい生活習慣とは？

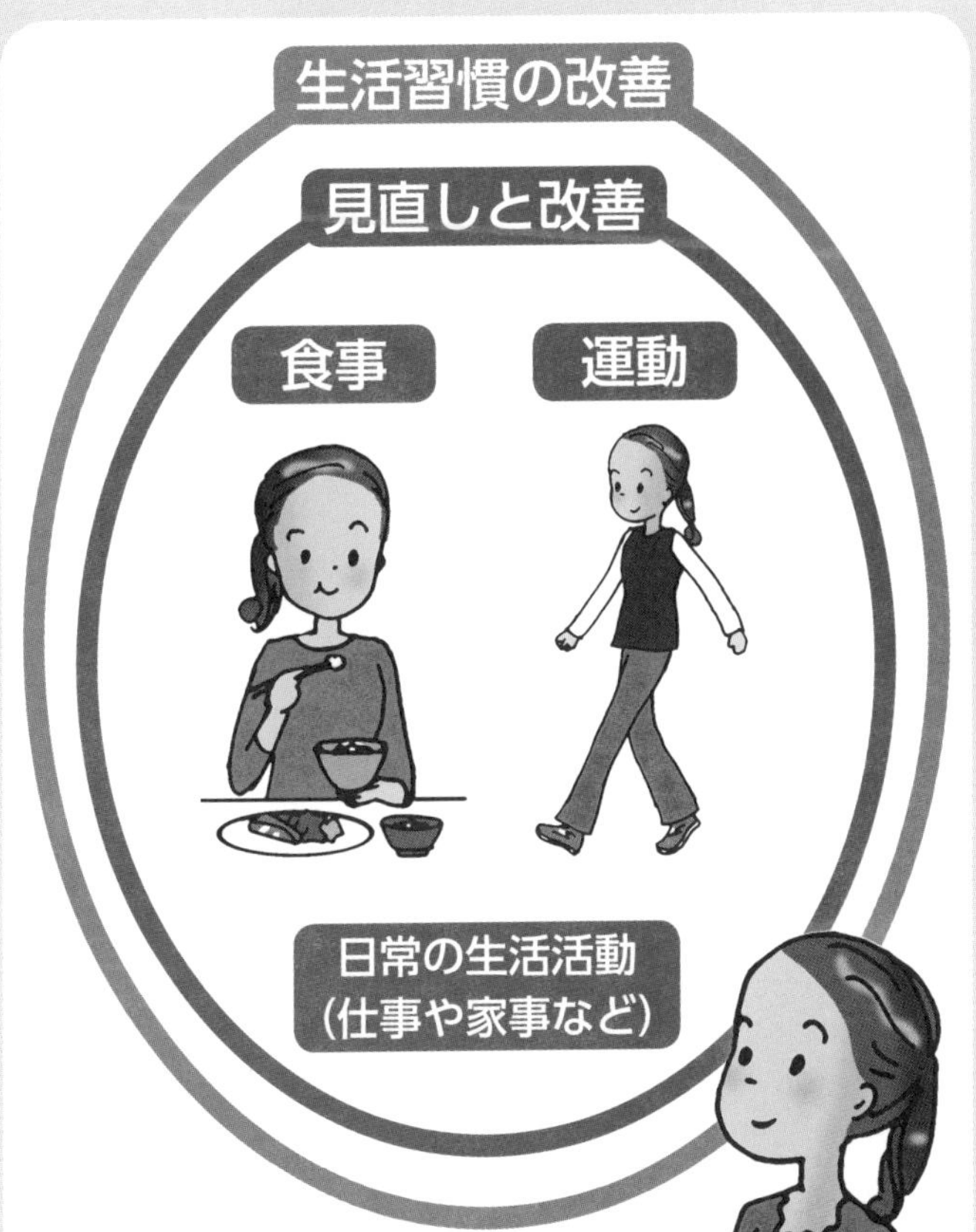
生活習慣の改善
見直しと改善
食事
運動
日常の生活活動
(仕事や家事など)

図は、あくまで患者さんから見た生活習慣の全体像です。一口に生活習慣といっても、その範囲は広く、「大変だ」と思うかもしれませんが、コツをつかめばそれほど難しいことではありません。

生活習慣を改める③

生活習慣の改善や食事・運動療法の注意点

食事や運動も含めた生活習慣の改善では、注意することもあります。

まず、1人ひとりの患者さんの状態や環境が異なっているので、それに合わせて行う必要があります。例えば高齢者や、循環器系などの病気を抱えている患者さんの場合は、運動や食事に関してやってはいけないこともあります。IBS《アイビーエス》の治療方法として生活習慣を見直したり、食事や運動を行ったりする際は、自分だけの判断でやるのではなく、できる範囲内でより効果的に、そして安全に行うために**医師と相談して**始めましょう。

また、先にも述べましたが、**自分を追い込まない**ことです。「運動をしなければならない」「腸によい食べ物を食べなければならない」と考えてしまうと、それが新しいストレスになりかねません。そこのところの考え方は、第5章で取り上げますので、第4章と一緒にお読みください。とにかく、ここでは「IBSをちょっとでもよくなるようにするための秘訣《ひけつ》」程度に読んでください。

生活習慣の改善を行うときの心がけとは?

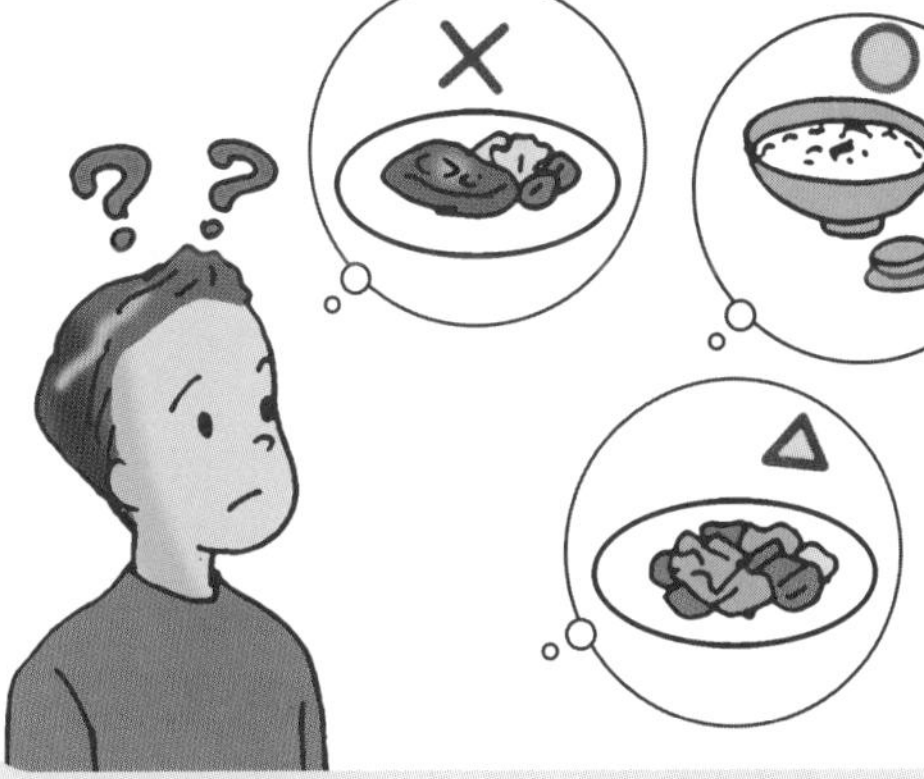

医師と相談し、納得したうえで生活指導に従う

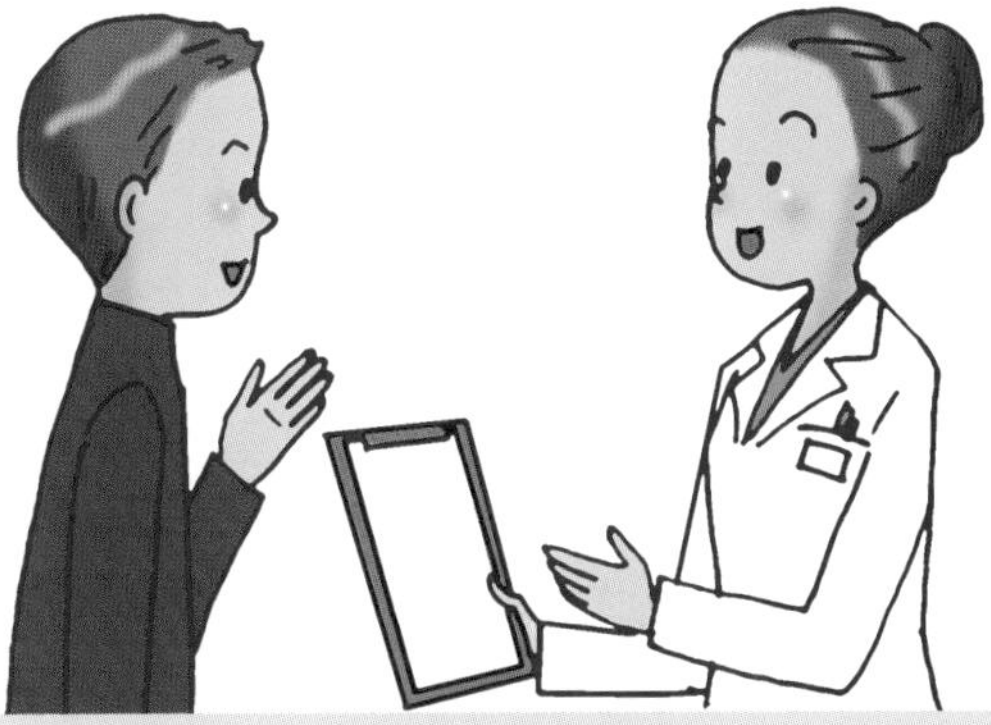

生活習慣の改善は、食事や日常生活といった幅広い範囲を対象とするので、深く考えすぎたり、極端になりすぎたりすると続けられなくなります。「○○しなければならない！」という発想は、いったん脇に置いておきましょう。また、患者さんによっては食事内容や運動など、やってはいけないものもありますので、医師と相談し、納得したうえで始めましょう。

生活リズムを整える①

規則正しい生活を心がける

排便という行動は日常の生活のリズムの影響を受けます。食事や睡眠の時間などが極端にバラバラだと、便秘になったり、腸管が過活動になって下痢が起こりやすくなります。そのため、なるべく**食事や睡眠の時間は規則正しくとる**ようにしたほうがよいです。

「仕事や勉強が忙しくて、食事の時間が取れない」という場合もあるかと思いますが、昼食としておにぎり1、2個を食べるだけでも違ってきます。大切なのは、「だいたい同じ時間に食べ物が胃に入ってきた」ということを、体に教えることです。一方で、こうした行動をちょっと意識的にやることで、「IBS《アイビーエス》の治療をしているのだ」という自覚にもつながり、**心理的に前向きになれる**状況を作ることにもなります。

また、1日のエネルギーを摂取するために重要ということだけでなく、睡眠状態から腸を覚醒させるためにも、朝食は必ず食べましょう。その場合、コーヒーなどの液体よりも、ごはんやパンなどの固形物のほうが腸管運動を正常にするという意味で効果的です。

なるべく規則正しい生活を心がけよう

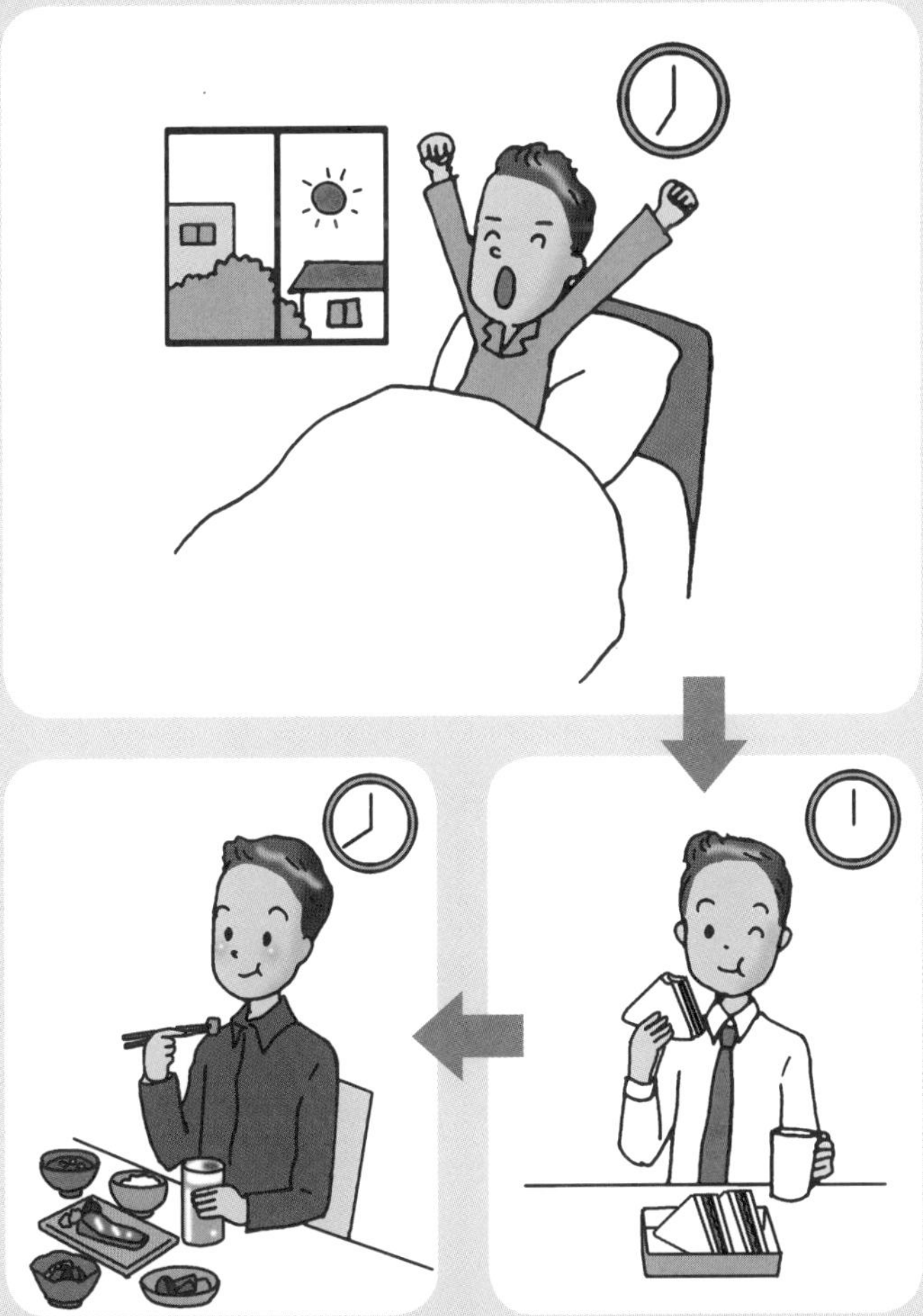

十分な睡眠をとり、起床時間や朝・昼・夕の食事時間もなるべく乱れないようにしましょう。現代社会では難しいかもしれませんが、医師の生活指導に従ってできる範囲で取り組むことが大切です。

簡単な日記をつけてみる

IBS《アイビーエス》治療における生活改善は、継続的なものとなります。したがって、どうしても忘れてしまったり、続けていくこと自体が困難になったりします。また、患者さんによっては、ちゃんと続けないと気がすまないという性格の人もいます。

そのようなケースでは、**日記をつける**のも1つの手段です。振り返ってみて、過去に自分がどのような生活をしていたかがわかれば具体的に是正することもできますし、また自身の励みにもなります。

日記といっても、こと細かに書かなくてもよく、何時に起きて、何時に家を出て、何時に昼食を取ってというような簡単なものでもかまいません。要は、自分の生活を振り返ったりするために日記をつけるのであって、患者さんが日記をつけることでIBSの治療の助けになっていると感じられればそれでよいと思います。日記をつけることは「手段」であって、**日記を「目的」としない**ようにすることが大切です。

日記をつけることで生活の状態を振り返ってみよう

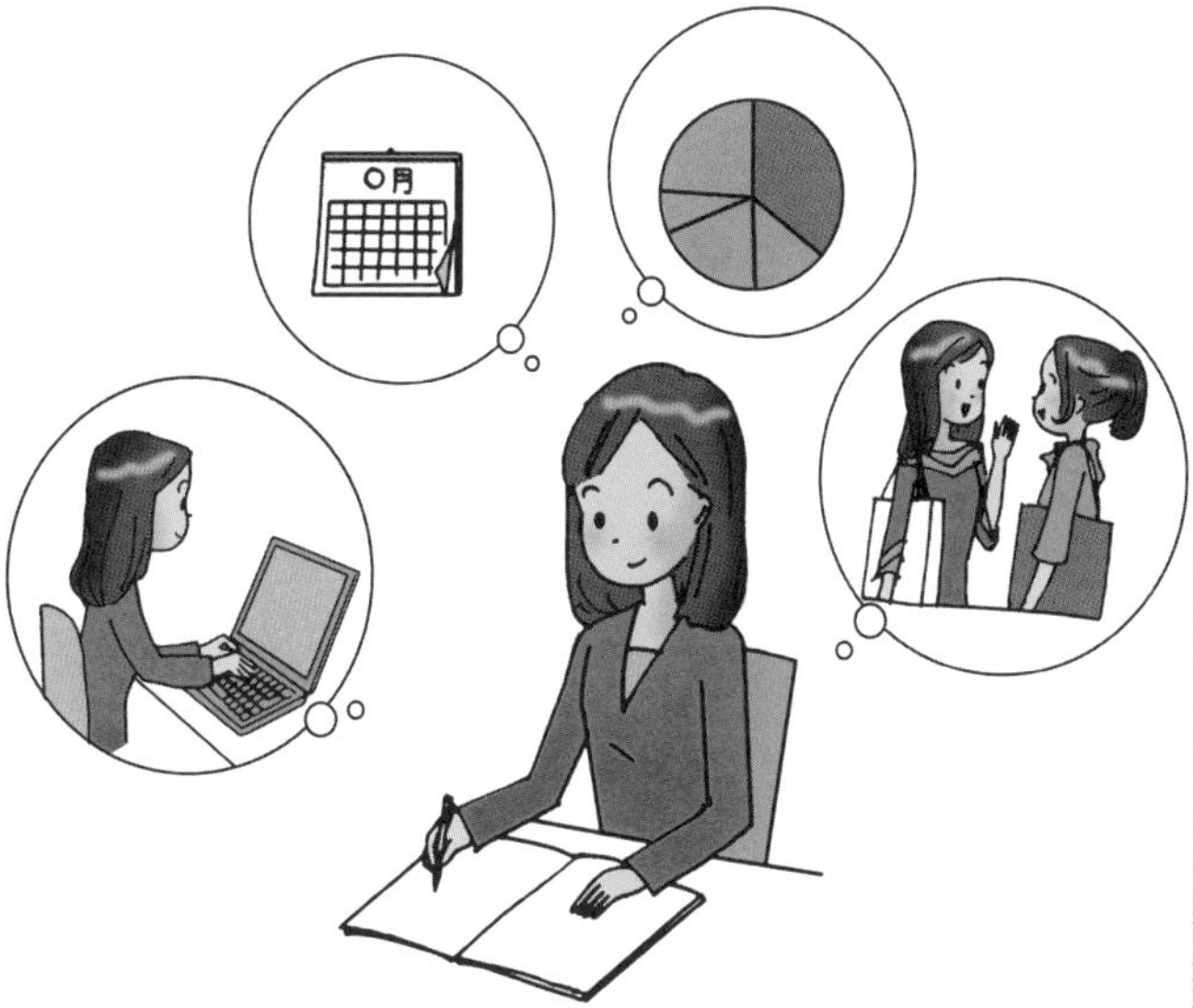

日記をつけることで、自分の日常を確認したりすることができます。必ずしも、こと細かに書く必要はありません。逆に、日記を書くことが負担になるようでしたら、書かなくてもよいでしょう。

生活リズムを整える③

排便のリズムの重要性

IBS《アイビーエス》は便通異常が大きな症状となります。実際、IBSで多いとされる下痢の症状はいつ起こるかわからず、患者さんのQOLを下げ、苦しめています。そのため、排便という日常活動も重要となります。

1日3回の食事を規則正しく取ることは重要ですが、トイレに行くことも同様です。**規則正しくトイレに行く**ことは、体(=腸)のリズムを整えるうえでもよいといえます。患者さん、とくに下痢型IBSの患者さんからすると、いつ腹痛や下痢の症状が出るのかわからないわけですが、薬物療法も行っているなら、突発的な腹痛や下痢症状もいったんは薬のおかげで抑えられているはずですから、あとは体調を整える観点から規則正しくトイレに行くことを心がけてください。

また、規則正しくトイレに行くという行動をとることで、心理的な安心感を得られるという効果もあります。

規則正しい排便は、腸のリズムを整える助けになる

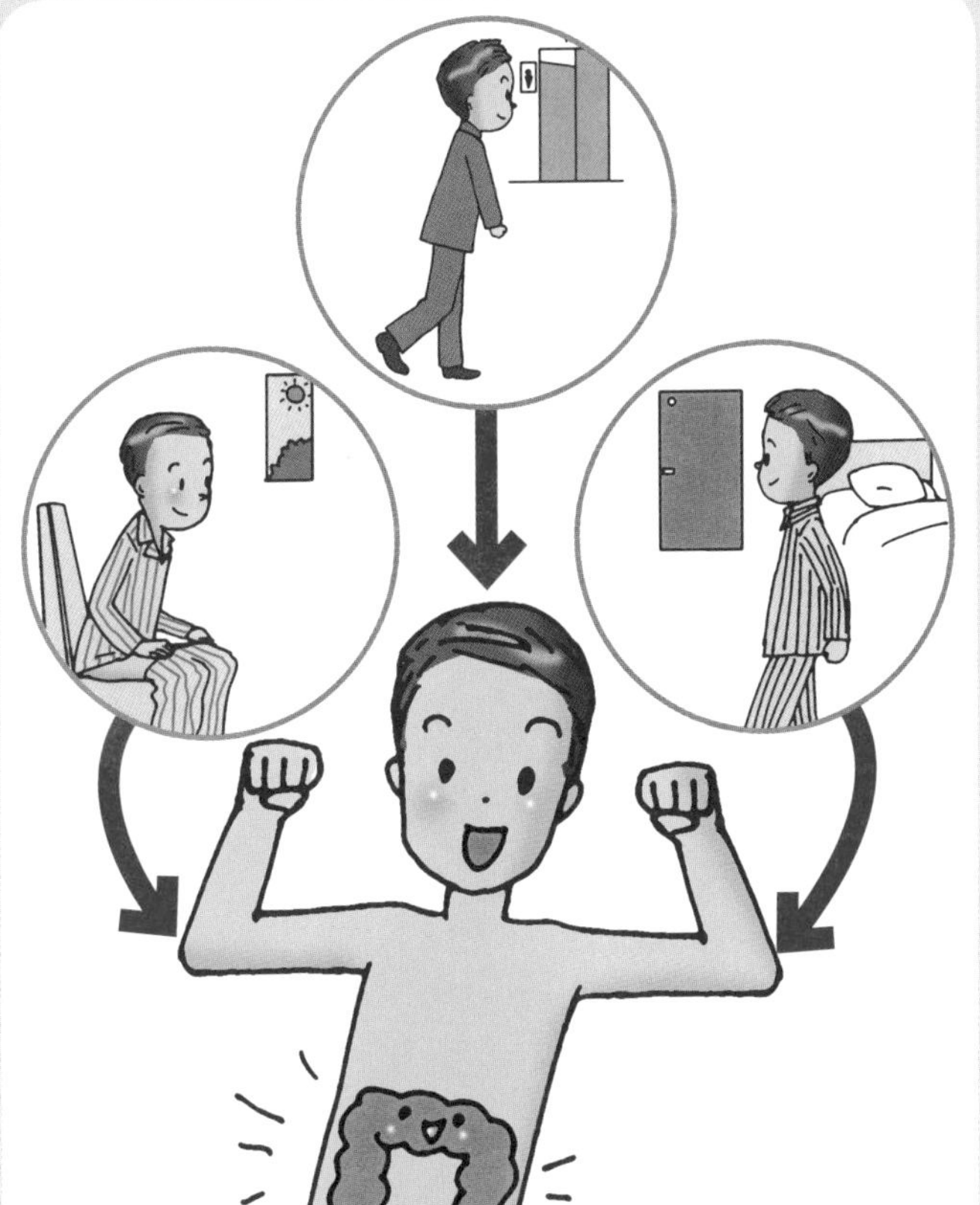

イラストでは朝・昼・晩の３回を表していますが、必ずしも３回と決まっているわけではありません。人それぞれですし、何よりも排便したくなったらすることが基本です。無理に我慢をしたり、「排便しなければならない」などと考えたりせずに、少しずつ生活のリズムの中に組み込む感じが大切です。

生活リズムを整える④

トイレに行って排便できなくてもかまわない

トイレに行っても排便できない場合があります。とくに便秘型ＩＢＳ《アイビーエス》の患者さんの場合は、こうしたケースが多いと思いますが、それでもかまいません。極端にいうと、食事後に**便意がとくになくてもトイレに行く**のはよいことです。先にも述べましたが、食後に定期的にトイレに行くということをくり返すことで、体の排便リズムを取り戻す効果が期待できます。

例えば、朝の通勤や通学で突然の腹痛と下痢に襲われることが多い患者さんにとっては、家を出る前にトイレに行くことで、そうした不安が一時的にでも解消されます。例え出なかったとしても、朝の排便を日常生活に組み込むことで、リズムを取り戻していくわけです。

「排便できなかったからダメだ……」などと考えないで、「排便習慣をつけるために体に教えているんだ」程度の気持ちで、トイレに行くという日常動作を行ってください。

排便できなくてもくよくよしない!

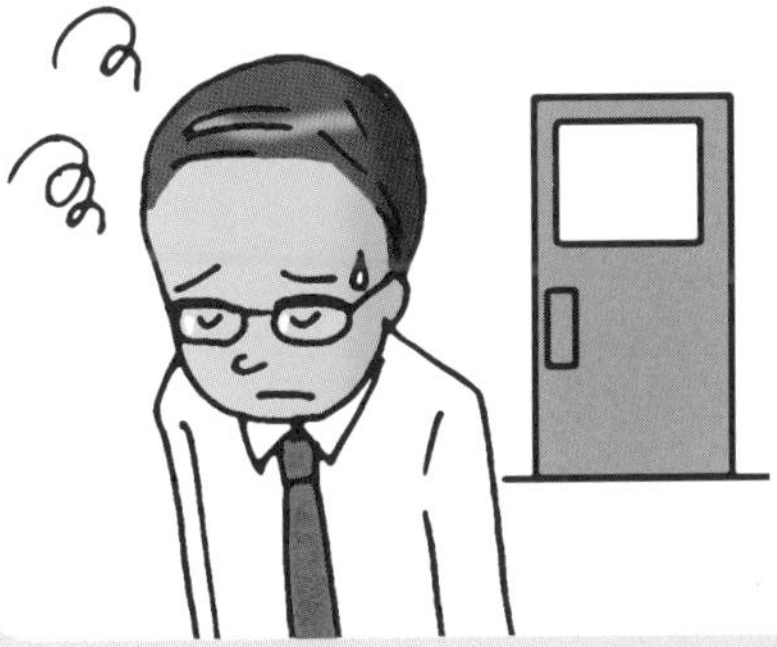

例え排便できなかったとしてもかまわない。朝にトイレに行く習慣で安心感を得よう。

通勤・通学前にトイレに行っておくと…。

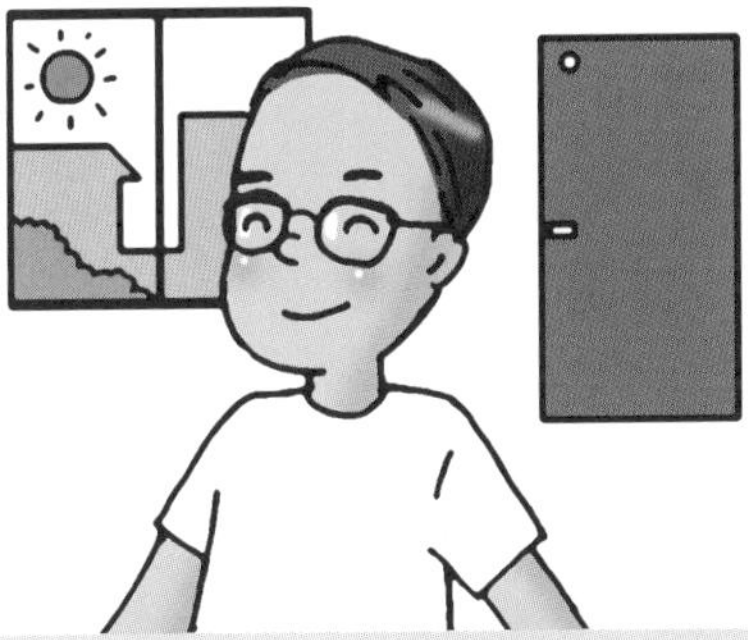

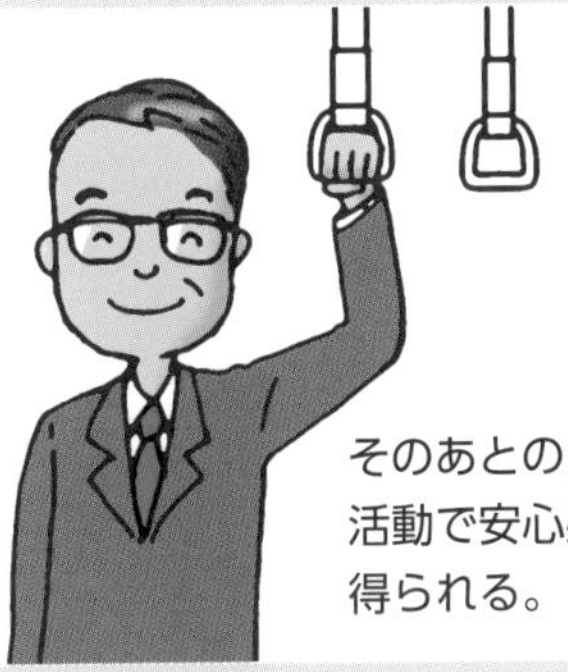

そのあとの日常活動で安心感が得られる。

排便リズムを整えることは大切ですが、仮に出なくてもかまいません。また、朝にトイレに行くこと、そして実際に排便すれば、その後の通勤・通学でもいったんは安心感が得られます。そうしたことのくり返しが大切です。

排便しやすい体勢がある

便秘型IBS《アイビーエス》や、下痢と便秘を交互に繰り返す混合型IBSの便秘の場合、なかなか排便できないことがあります。便秘でなくても「便意があるのに排便できない」ことは、日常的に経験した人も多いでしょう。そんなときにお勧めの**排便しやすい体勢**があります。

洋式便器の場合ですが、便座に座り、少しつま先を立てます。疲れるようなら足の下に台座を置いて足を載せてもよいでしょう。次に上半身をちょっと前に傾けます。つま先立ちした太ももとの角度はおよそ30度前後といったところです。この姿勢をとることで、肛門と直腸が一直線になり、便の通りがよくなります。また、便が出るときも、重力の方向に向かって一直線になっているので、すんなり排便しやすくなります。

なかなか排便できないときに人は力《りき》みますが、その際は全身ではなく、腹部のみで力みましょう。難しいかもしれませんが、つま先を立てると腹筋に力を入れやすくなります。

イメージとしては、有名な彫刻の「ロダンの考える人」の形です。便秘型IBSの患者さんだけでなく、下痢型ＩＢＳの患者さんも排便しにくいときには試してみましょう。

IBSの症状を抑えて、元の生活を取り戻そう

直腸の形状や位置によって、前傾姿勢をすることで肛門と一直線となり、排便しやすくなる。
力むときはお腹だけで力む。
かかとを上げる。つらいようなら、下に台を置くなどする。
体は前に傾けて、足との角度はおよそ30〜35°ぐらい。

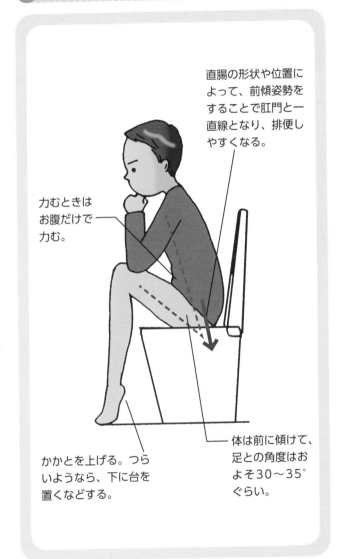

排便日記をつけてみよう

先に日記をつけるということを述べましたが、1日の排便状況を記した**排便日記**をつける方法もあります。

排便日記は「その日に排便があったかなかったか」、「便の形や排便の回数」、「排便があったときの時間」、「残便感や腹痛、腹部不快感、張りなどのお腹の諸症状」、「朝・昼・夕の食事をちゃんと摂ったか」などを簡単に書いておくものです。お腹の諸症状は、例えば痛みがあったかなかったかだけでなく、軽かったか強かったかも書いておくと便利です。また、簡単に食事の内容も書いておくと、自分の食習慣とも関連付けることができます。

どの時間にトイレに行ったか、食事の時間はどうだったか……。うまく使えば、排便という動作から、日常の生活習慣も浮かび上がってきますし、IBS《アイビーエス》の治療を行っている医師にとっても、患者さんの状態がわかるデータとなり、治療を進めていくうえで医師とのコミュニケーションにも役立ちます。

排便日記をつけることで、体調を管理しよう!

日付	月　日(　)	月　日(　)	月　日(　)
お通じ	あり・なし	あり・なし	あり・なし
便の形と回数	① 硬くコロコロした便 (　)回	① 硬くコロコロした便 (　)回	① 硬くコロコロした便 (　)回
	② 短い固まりデコボコした便 (　)回	② 短い固まりデコボコした便 (　)回	② 短い固まりデコボコした便 (　)回
	③ 表面ひび割れソーセージ状の便 (　)回	③ 表面ひび割れソーセージ状の便 (　)回	③ 表面ひび割れソーセージ状の便 (　)回
	④ バナナ状やソフトクリーム状の便 (　)回	④ バナナ状やソフトクリーム状の便 (　)回	④ バナナ状やソフトクリーム状の便 (　)回
	⑤ 軟らかく半固形の便 (　)回	⑤ 軟らかく半固形の便 (　)回	⑤ 軟らかく半固形の便 (　)回
	⑥ 泥状の便 (　)回	⑥ 泥状の便 (　)回	⑥ 泥状の便 (　)回
	⑦ 固まりのない水様便 (　)回	⑦ 固まりのない水様便 (　)回	⑦ 固まりのない水様便 (　)回
お通じがあった時刻	:	:	:
	:	:	:
	:	:	:
	:	:	:
排便時のいきみ	なし・軽い・強い	なし・軽い・強い	なし・軽い・強い
おなかの症状　残便感	なし・軽い・強い	なし・軽い・強い	なし・軽い・強い
おなかの症状　おなかの不快感	なし・軽い・強い	なし・軽い・強い	なし・軽い・強い
おなかの症状　痛み	なし・軽い・強い	なし・軽い・強い	なし・軽い・強い
おなかの症状　張り	なし・軽い・強い	なし・軽い・強い	なし・軽い・強い
おなかの症状　その他(症状)			
食事	朝・昼・夕	朝・昼・夕	朝・昼・夕
便秘薬の服用	あり・なし	あり・なし	あり・なし
1日の区分	朝　昼　夕・寝る前	朝　昼　夕・寝る前	朝　昼　夕・寝る前
飲んでいる薬			
気になることやその他の症状をご記入ください			

写真は鳥居内科クリニックが患者さんにお渡しいている「お通じ手帳」です。便の形状やトイレに行った回数、さまざまなお腹の症状などの項目が、記入しやすいように作られています。こうした排便に関する日誌を作ることも、生活習慣の改善の助けになります。

(出典：マイランEPD合同会社)

IBSの運動療法①

適度な運動は体や腸の調子を整え、心と腸をリフレッシュさせる

ＩＢＳ《アイビーエス》の治療において、患者さんに深くかかわる治療方法としては適度な運動も挙げられます。ＩＢＳは大腸における**内臓《ないぞう》知覚《ちかく》過敏《かびん》**と**腸管《ちょうかん》運動《うんどう》異常《いじょう》**が原因となって起こりますが、適度な運動は、大腸という内臓の運動を正常にする効果が期待できます。

運動療法といっても、何も特別なものではありません。要は、体の調子を整えることが目的なので、極端に取り組む必要はありません。仕事や学業、そのほかの日常生活を送っている患者さんにとっては、短時間でできるものがほとんどといえます。

また、適度な運動をすることで心がリフレッシュする効果も期待できます。体を動かすことは、脳内を活性化する物質を作り達成感や満足感が生まれ、ストレスの除去にもつながります。最終的に、脳腸相関《のうちょうそうかん》の関係性から、これが腸の過活動・運動低下や、知覚過敏を抑えることにもなります。日常的に簡単にできる運動で脳と腸をリフレッシュすることが、ＩＢＳの運動療法の目的といえます。

適度な運動が体調を整え、精神的にもリフレッシュさせる

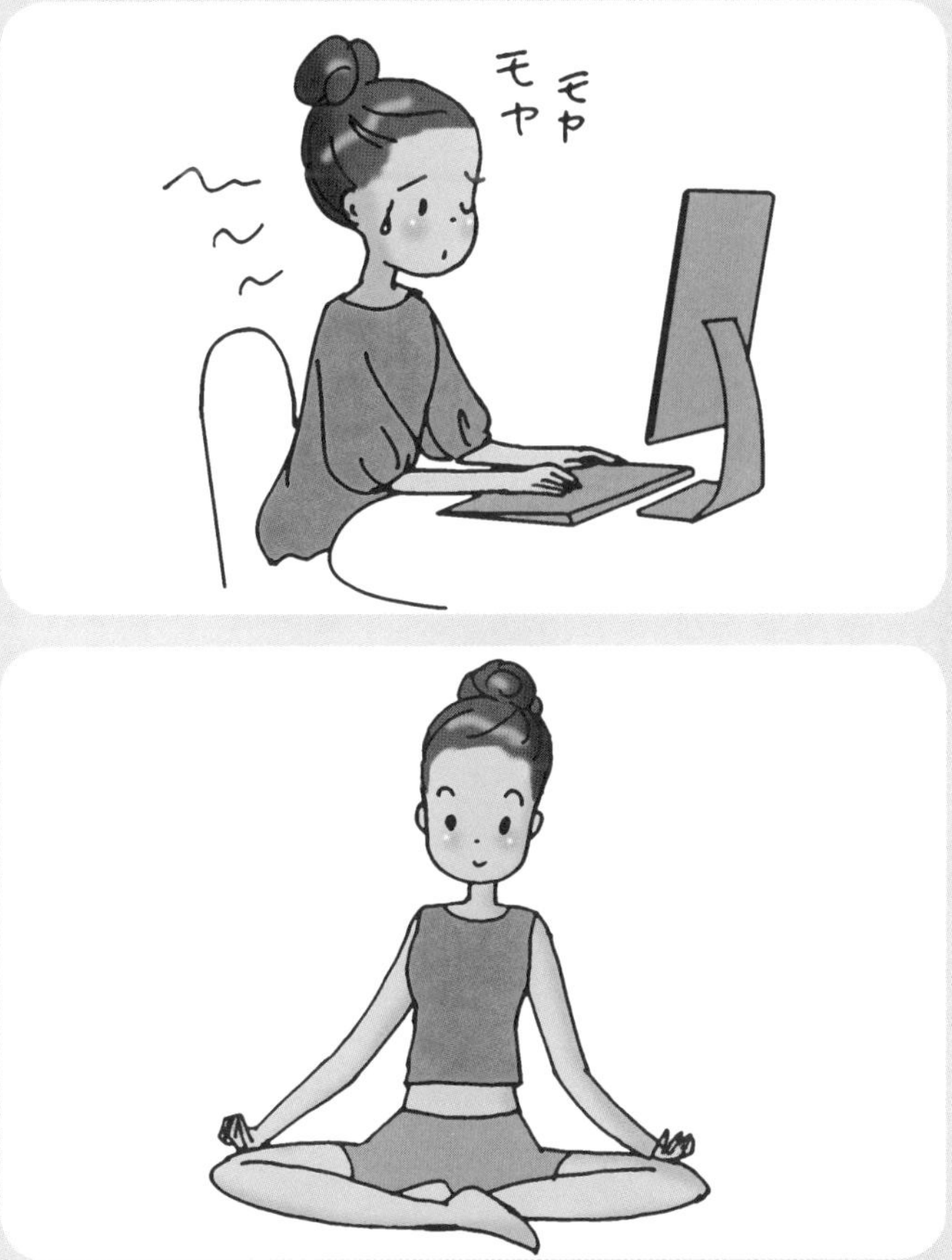

人間の体は、適度に運動をすることで体調が整うしくみとなっています。いつも同じ姿勢で仕事や勉強をしていると、それだけで腸の活動が停滞したり、何よりも精神的にモヤモヤしたりしてきます。心と体のリフレッシュによって、腸の働きを整えましょう。

IBSの運動療法②

マッサージやひねりの運動

とくに便秘型IBS《アイビーエス》で効果的なのは、マッサージです。大腸は、小腸を中心に囲むように存在しているので、下腹部の左下を手でもむようにマッサージするとよいでしょう。立った状態でやってもかまいませんが、仰向けになって行ったほうがお腹に余計な力がかからず、効果があります。

そのほかに、立った状態で上半身を左右にひねる運動も効果があります。人間の体は、通常正面を向いていますが、運動不足では「ひねる」という動作をあまり行いません。要は、腸にひねりの運動を加えることで活動を活発にするわけです。

これらの運動の回数はとくに決まっていませんが、1日に2、3回でよいでしょう。また、いつやってもよいですが、お風呂に入ったあとなどは、精神もリラックスしているので、より効果が望めると思います。

ただし、運動を行うときには、腰などを痛めないように注意してください。

便秘型IBSにとくによい運動

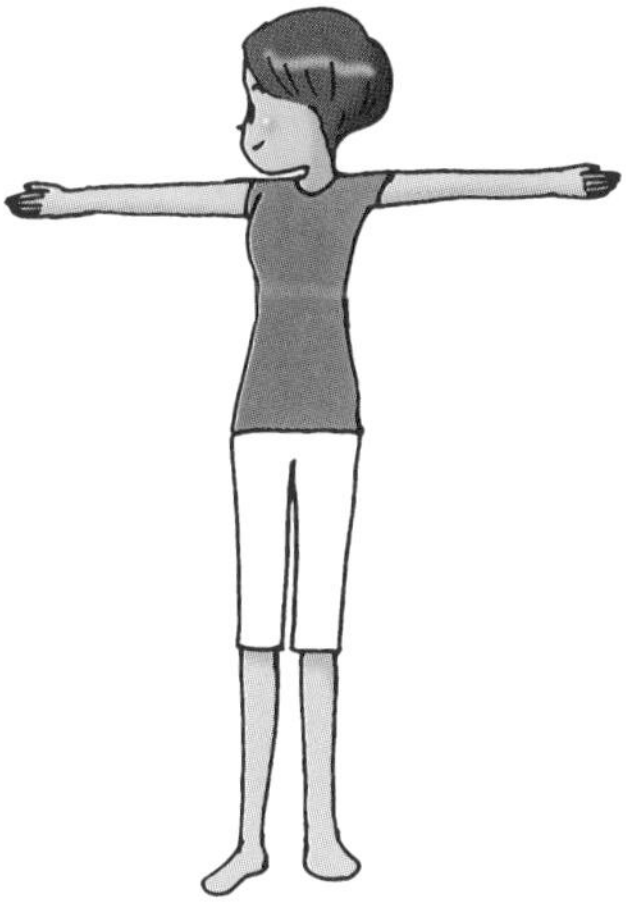

上半身を左右にひねる。

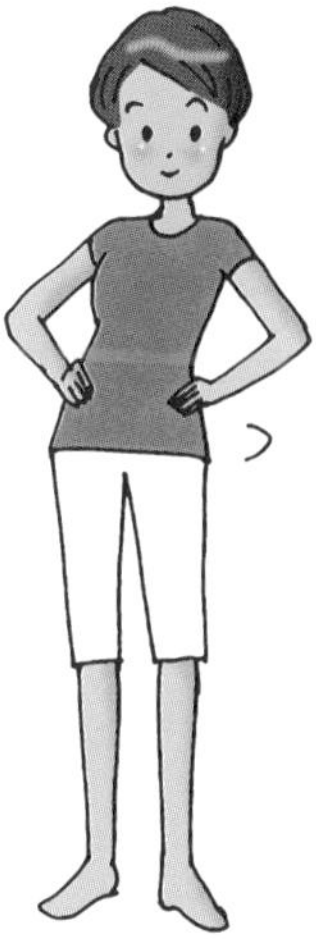

腰を左右に回す。

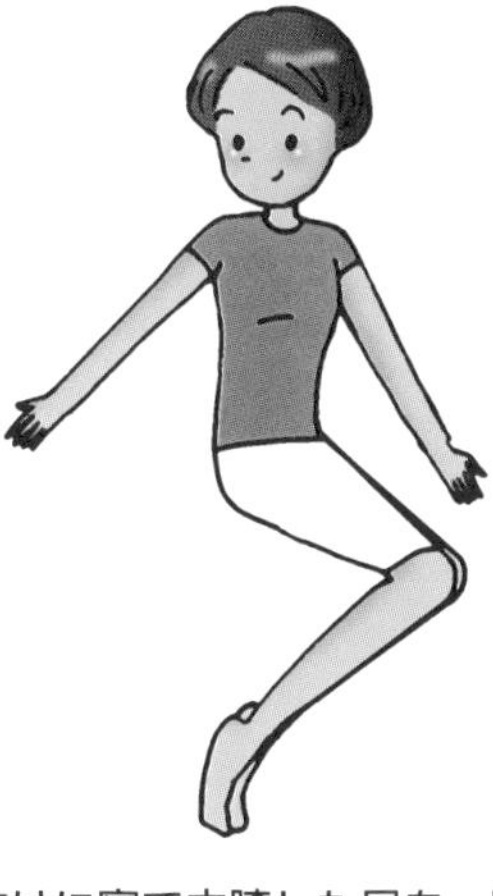

仰向けに寝て立膝した足を、腰を中心に左右に倒す。

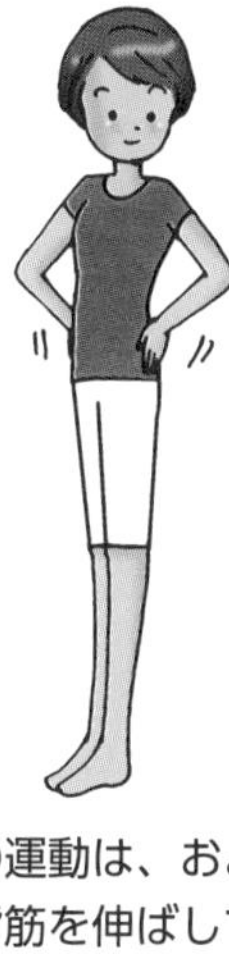

それぞれの運動は、およそ１分が目安で、背筋を伸ばして行います。動かすときは、腰を痛めないようにゆっくりやりましょう。

IBSの運動療法③

特別な運動でなく、散歩でもよい

運動療法というと、特別な感じがしますが、極端にいえば**散歩やラジオ体操でもOK**です。歩くという動作は人間の基本的な運動です。仕事中や家事をやらなければならないときでも人は歩くという動作をします。これに対し、散歩は仕事や家事のためではなく、気分転換のために行うものであり、ＩＢＳ《アイビーエス》の治療としては十分に効果があります。どうしても散歩をする時間が取れないというなら、例えば駅までバスを使っていたのを歩きにするという方法もあります。ゆっくりというわけにはいかないかもしれませんが、朝のすがすがしい空気の中、街並みを見ながら駅まで向かうということも、心身のリフレッシュになると思います。

下痢型ＩＢＳの患者さんの場合、散歩中に下痢や腹痛になったら……、という不安（予期不安）があるかもしれませんが、それなら症状が出たときにすぐ家に戻れるぐらいの近い距離をぶらぶら歩くということでもよいです。安心できる状態で体を動かすことが大切です。

散歩だけでも心身のリフレッシュ効果が期待できる

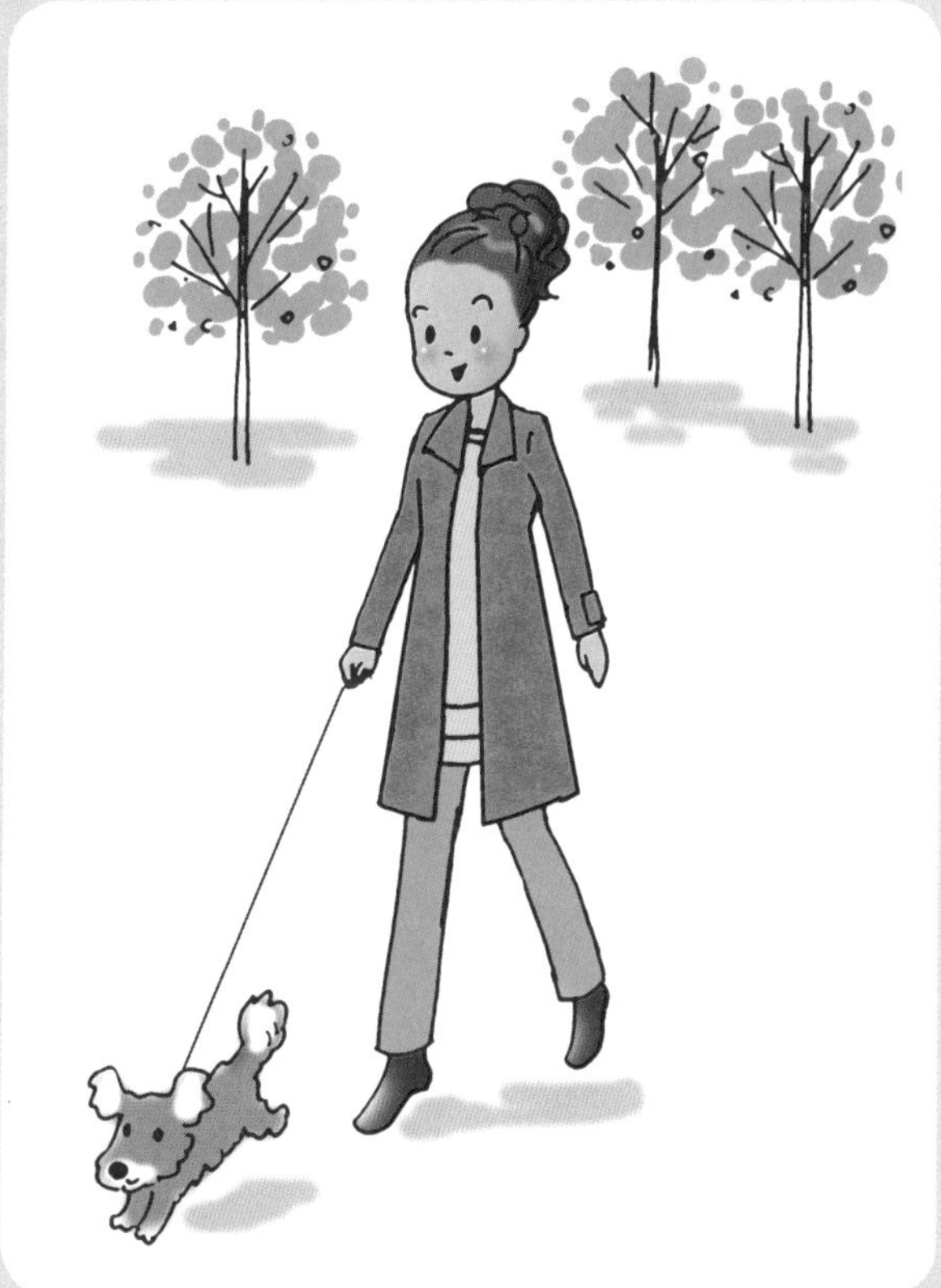

運動とはいっても、頑張ってやる必要はありません。自分の趣味にのっとったものでもよいですし、ラジオ体操や散歩でもかまいません。アスリートになるわけではなく、あくまで体調を整えてストレスを解消するためのものです。突然の腹痛や下痢が心配な患者さんは、症状が出たら、すぐに家に帰れるぐらいの距離の散歩をしましょう。

IBSの諸症状に直接関係する食事

IBS《アイビーエス》の下痢や便秘、お腹の痛みや腹部膨満感《ぼうまんかん》は、当たり前のことですが、食べたものを消化して栄養を吸収する**消化管が原因**となって起こります。つまり、食事とIBS症状は、切っても切れない関係にあるわけです。IBSの大きな要因がストレスで、それが脳腸相関《ちょうそうかん》によって具体的な症状として現れるといっても、やはり先に挙げたいろいろな症状が食事の影響を受けることは否定できません。

どのような食事の内容なのか、腸に負担をかけていないか、あるいは必要な食材を摂取していないかなど、内容を改めてみましょう。

また、IBSの治療における食事療法では、暴飲暴食をしていないか、食事の時間が不規則になっていないかなど、食事の内容だけではなく、食事の仕方にも注意する必要があります。いうなれば、食習慣全体をいったん見つめ直すことが大切となります。以下、ポイントを挙げてみましょう。

IBSの食事療法の取り組み

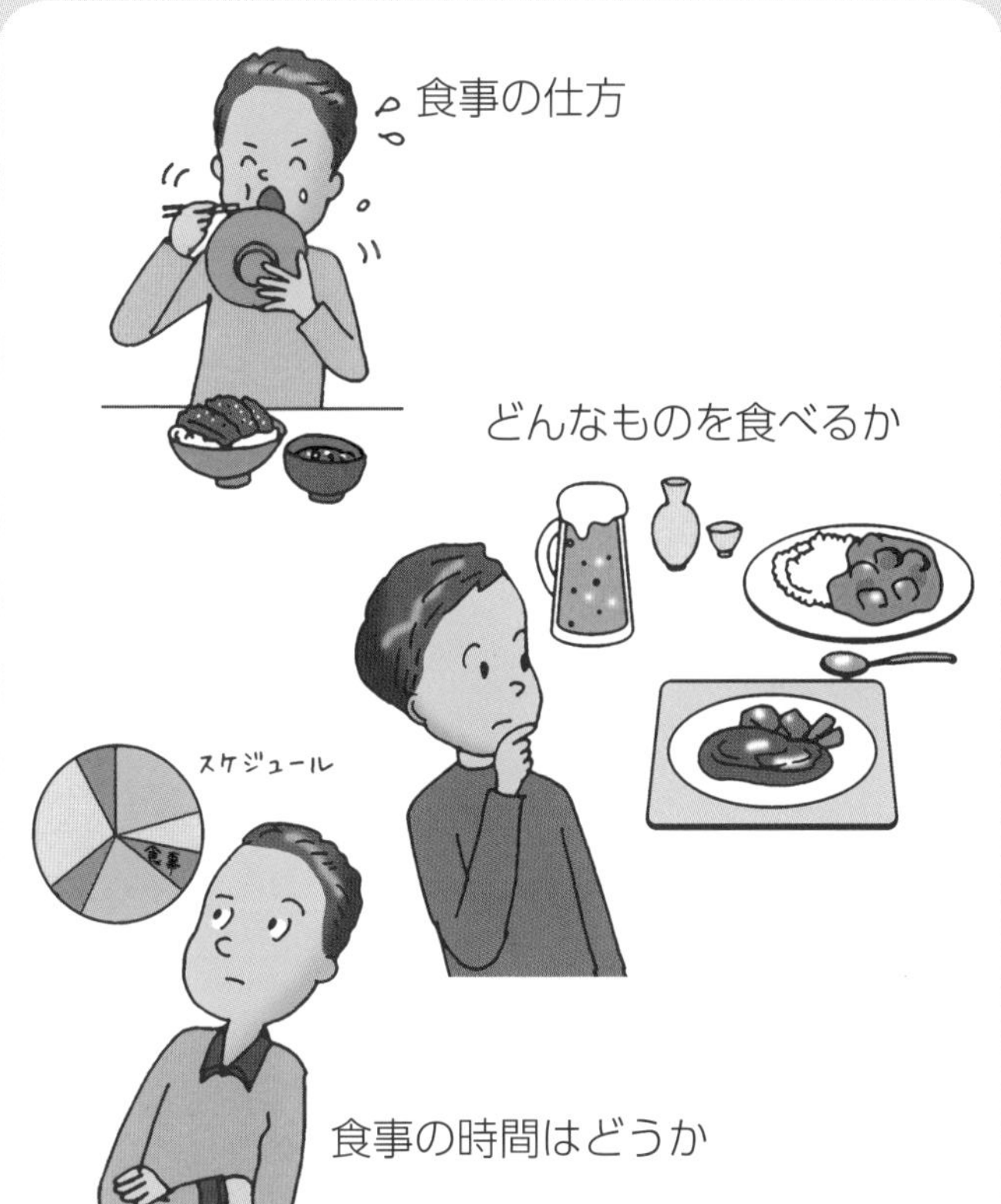
食事の仕方
どんなものを食べるか
スケジュール
食事
食事の時間はどうか

腸における下痢や便秘、腹部不快感を症状とするIBSの治療では、食事を見直すことは重要なこととなります。症状に苦しんでいるときは、下痢や便秘などの症状が出にくい食事の仕方や食材を意識したほうがよいでしょう。ただし、食事療法を行うときは、行うかどうか、行う場合はどうするかを、担当の医師と相談して決めるようにしましょう。

IBSと食事療法②

規則正しい食生活を行う

生活習慣の改善の項でも述べましたが、**食事時間も規則正しく行う**ことが大切です。1食抜いたり、食べる時間がバラバラだったりすると、消化運動に負担がかかり、排便の乱れにつながります。また、1回にたくさん食べる、いわゆる「ドカ食い」や暴飲暴食も胃腸に負担がかかるので、やらないほうがよいといえます。

もう1つ重要なのは、**食事内容のバランス**です。タンパク質や炭水化物、脂肪、食物繊維などをバランスよく摂っているかどうかは整腸作用の面で重要となります。例えば、女性に多いケースですが、太りたくないために極端な脂肪制限をしていると、それが便通促進を乱すことがあります。脂肪は腸管運動を活発にするので、脂肪摂取量が少ないと便秘の症状が現れやすくなります。また、下痢型を問わず、ヨーグルトなど乳酸菌を含んだ乳製品を適度に摂ることは整腸作用が期待できます。

IBS《アイビーエス》の治療だけというわけではありませんが、正しい治療を受けるためにも、現在の食生活について医師とよく相談するようにしましょう。

規則正しく食事を摂ることが大切

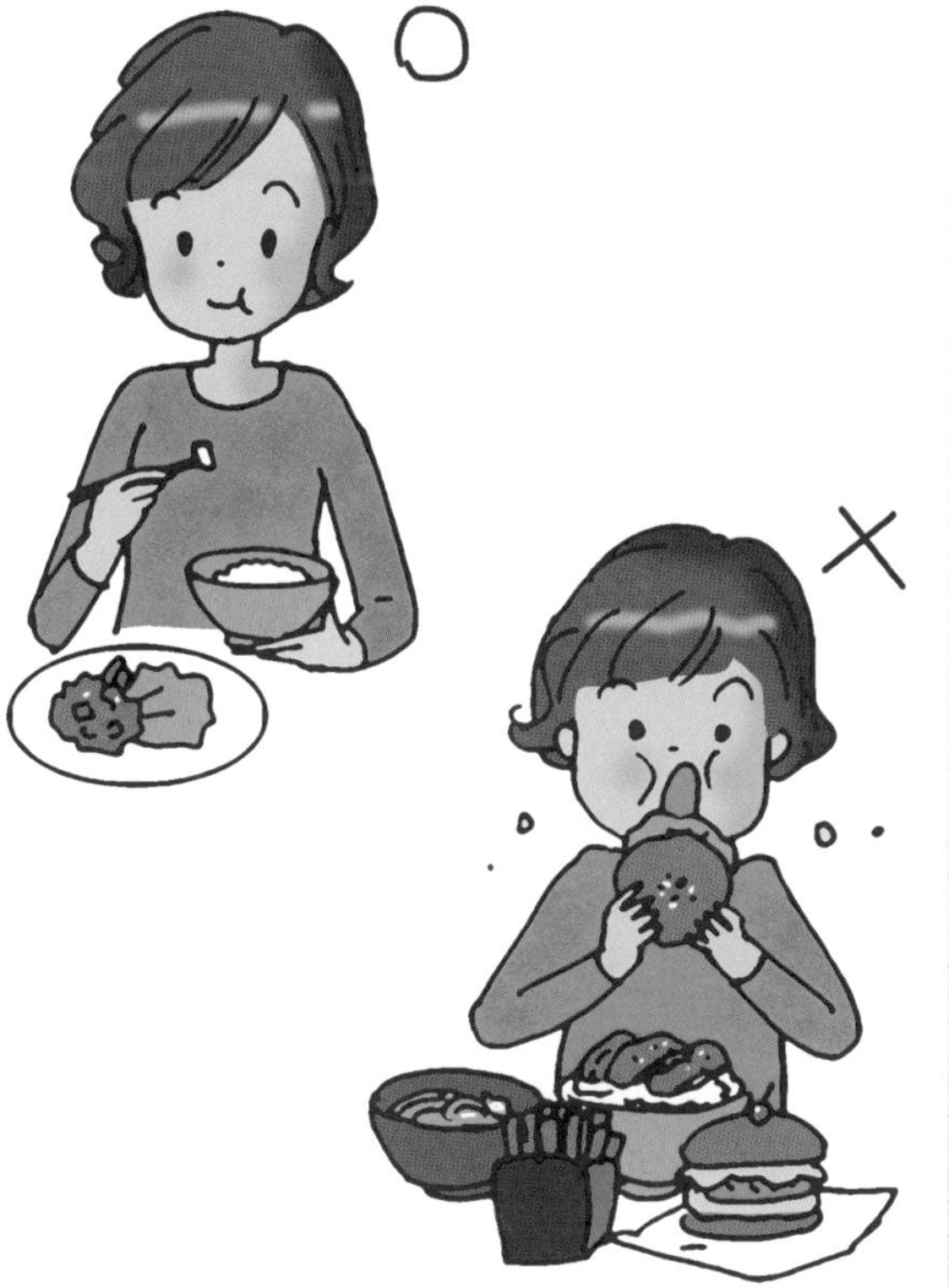

一度にたくさんの食べ物を短時間で食べる、いわゆる「ドカ食い」「早食い」は、腸に負担がかかります。また、食べ物を消化して栄養を吸収するには一定の時間がかかります。このため不規則な時間に食べたり、または食事を抜いたりするような食生活では、ＩＢＳの症状が改善されません。食事はなるべく規則正しく摂りましょう。

下痢型IBSは下痢になりやすい食材に注意

下痢型IBS《アイビーエス》の患者さんは、**大腸を刺激するような食べ物**は控えたほうがよいでしょう。少なくとも通常の刺激物はよいとしても、いわゆる「激辛」は腸に大きな刺激を与えるので注意が必要です。下痢型IBSでは冷たい飲み物や氷水を一気に飲むことは避けましょう。また、炭酸飲料はお腹の張りをもたらすので注意しましょう。

次のページで詳しく述べますが、水に溶けない**不溶性食物繊維**《ふようせいしょくもつせんい》もなるべく避けたほうがよいといえます。一般的に食物繊維は便通をよくしますが、不溶性食物繊維は水分を吸収してふくれ上がる性質があり、これによって腸管が刺激されて排便が促されるので、下痢の症状のときはマイナスとなります。また前ページでも触れましたが、**脂肪**は消化管の運動を活発にするので、下痢型IBSの患者さんは少し抑えたほうがよいでしょう。

下痢型IBSの場合は、腹痛や下痢症状が突然起こり、日常生活に大きな負担をかけるケースが多いので、食事の内容には十分に注意しましょう。

下痢を起こしやすい食べ物は、なるべく避ける

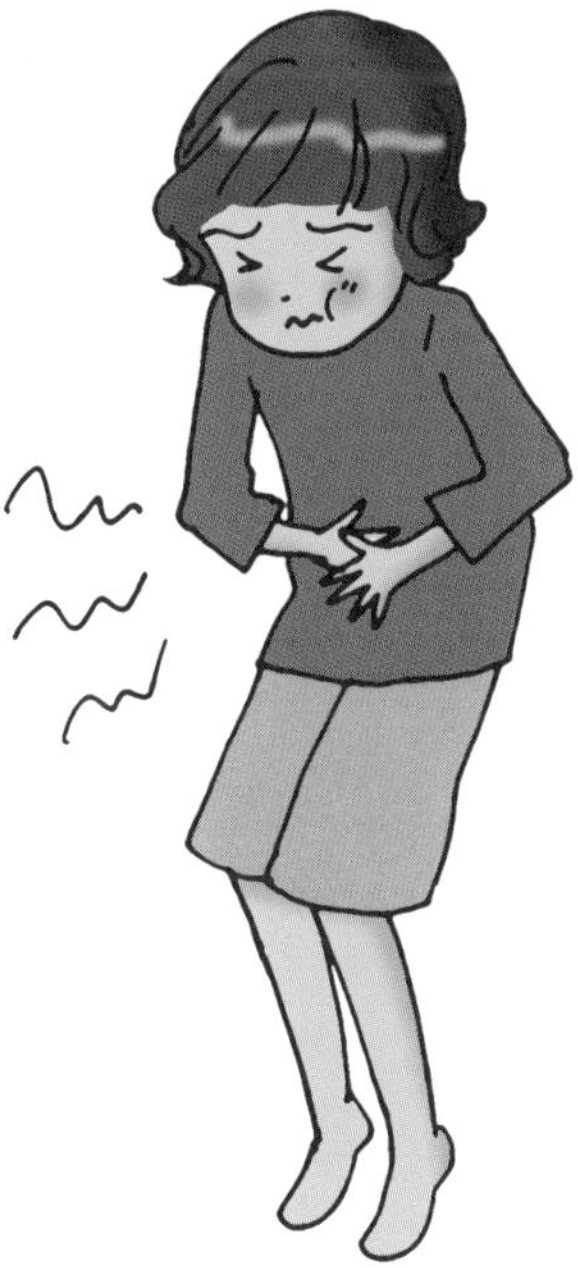

●刺激の強い食べ物
胃腸への刺激作用。

●不溶性食物繊維
膨らんで腸管を刺激。

●脂肪
消化管運動の活発化。

※上記の食材は、必ずしも「悪い食べ物」というわけではない。不溶性食物繊維については、次ページ参照。

IBSの下痢症状や腹痛で苦しんでいるときは、上記の食べ物はなるべく控えたほうが症状の抑制に効果的です。とはいえ、脂肪は炭水化物とタンパク質と並んで人が生きていくうえで必要な三大栄養素の１つで、摂取しなければ体を壊します。上に書いてある食べ物を「悪者」と考えるのではなく、ＩＢＳの治療中で生活をするうえで、うまく付き合っていくと考えることがポイントです。

便秘型IBSの患者さんは、食物繊維がカギ

便秘型IBS《アイビーエス》の患者さんは、ひとまず便通を促進することが望まれます。便通を促進させて便秘を改善する食材としては、野菜などに多く含まれている食物繊維《しょくもつせんい》を挙げることができます。

一口に食物繊維といっても、大きく分けて水に溶ける**水溶性食物繊維**《すいようせいしょくもつせんい》と、水に溶けにくい**不溶性食物繊維**《ふようせいしょくもつせんい》に分けられます。水溶性の食物繊維は、水分を吸収してドロドロした粘り気を持つようになります。このため大腸内部に水分をとどめるので、便通がよくなります。一方の不溶性食物繊維は、前ページでも述べたように、膨らんで腸管を刺激する効果が期待できます。

とはいえ、大量に摂取すると整腸バランスを崩すこともあるので、極端に摂取することはやめましょう。食満繊維の1日の摂取量の目安は約20グラム以上で、生野菜に換算すると両方の手のひらに乗るぐらいを1日3回は摂取するとよいでしょう。

水溶性と不溶性の食物繊維の仕組み

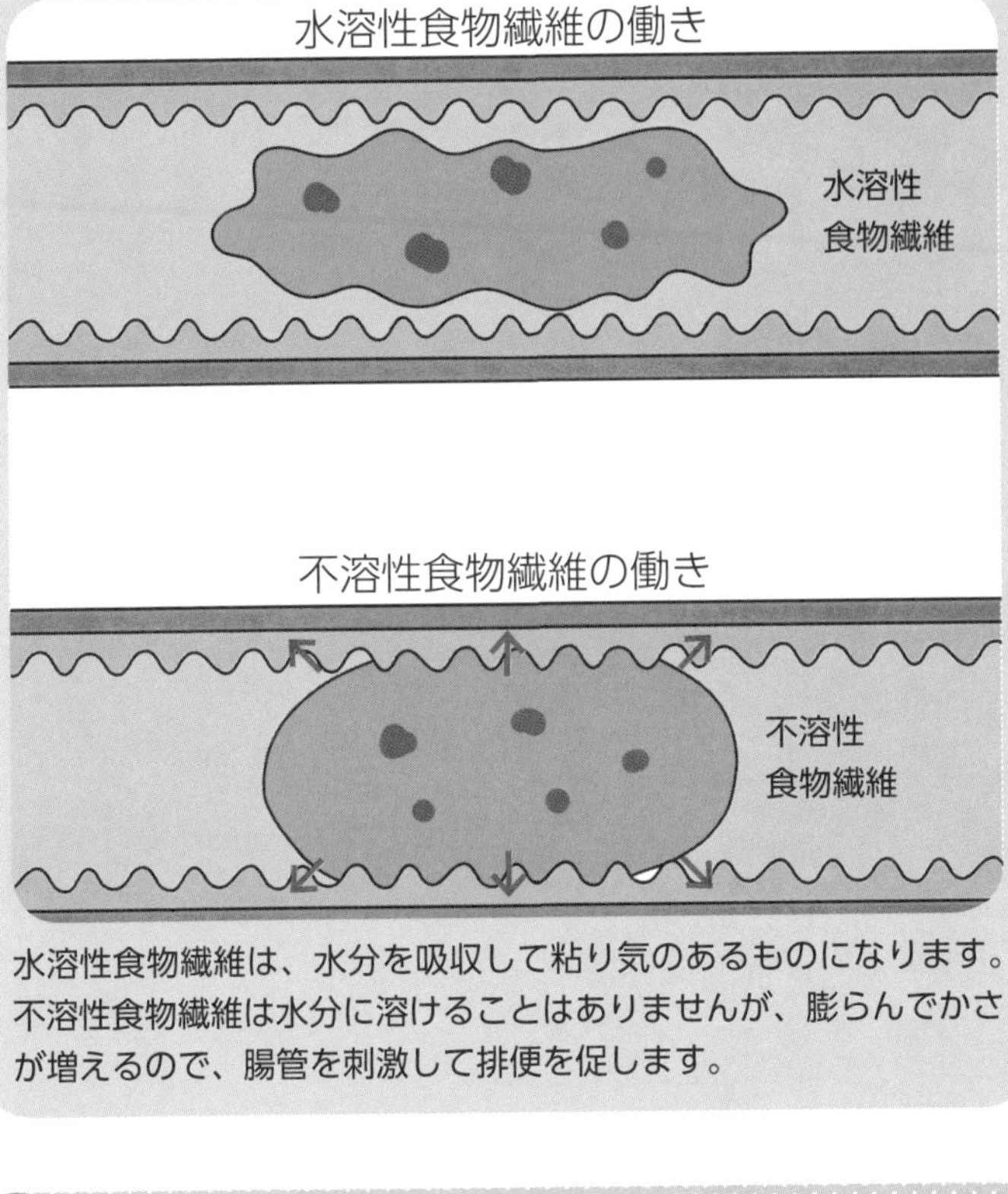

水溶性食物繊維は、水分を吸収して粘り気のあるものになります。不溶性食物繊維は水分に溶けることはありませんが、膨らんでかさが増えるので、腸管を刺激して排便を促します。

食物繊維を含んでいる食材

水溶性食物繊維
コンブ、ワカメ、モズク、オクラ、ヒジキ、コンニャクなど
不溶性食物繊維
ゴボウ、キャベツ、ニンジン、キノコ類、大根など

IBSと食事療法⑤

飲み物を飲むときの注意点

お酒が大好きな人にとって晩酌はやめられないでしょう。しかしアルコール類は腸管運動を活発にさせる作用があります。このため下痢型ＩＢＳの患者さんにとってはなるべく飲まないほうがよいとされています。

ただし、仕事疲れの一杯が英気を養うように、飲酒はストレスの解消にもなります。したがって、飲酒を厳禁にすると逆にストレスになることもあるので、少なくとも禁止にしないほうがよいとの意見もあります。これに関しては、医師と相談のうえで決めたほうがよいでしょう。とはいえ、冷たいビールなどをたくさん飲むと、それだけで下痢の症状が出ますし、炭酸でお腹が張りますので、ビールは過度に摂取することを控えましょう。お酒に関しては、ほどほどがよいと思います。

乳製品も整腸にはよいのですが、やはり牛乳をはじめとする乳製品を冷たいままでたくさん摂取するのは下痢の症状を起こしやすくなります。飲み物に関しては、冷たい状態での大量摂取には気を付けたほうがよいでしょう。

冷たい飲み物は胃腸を弱めるが…

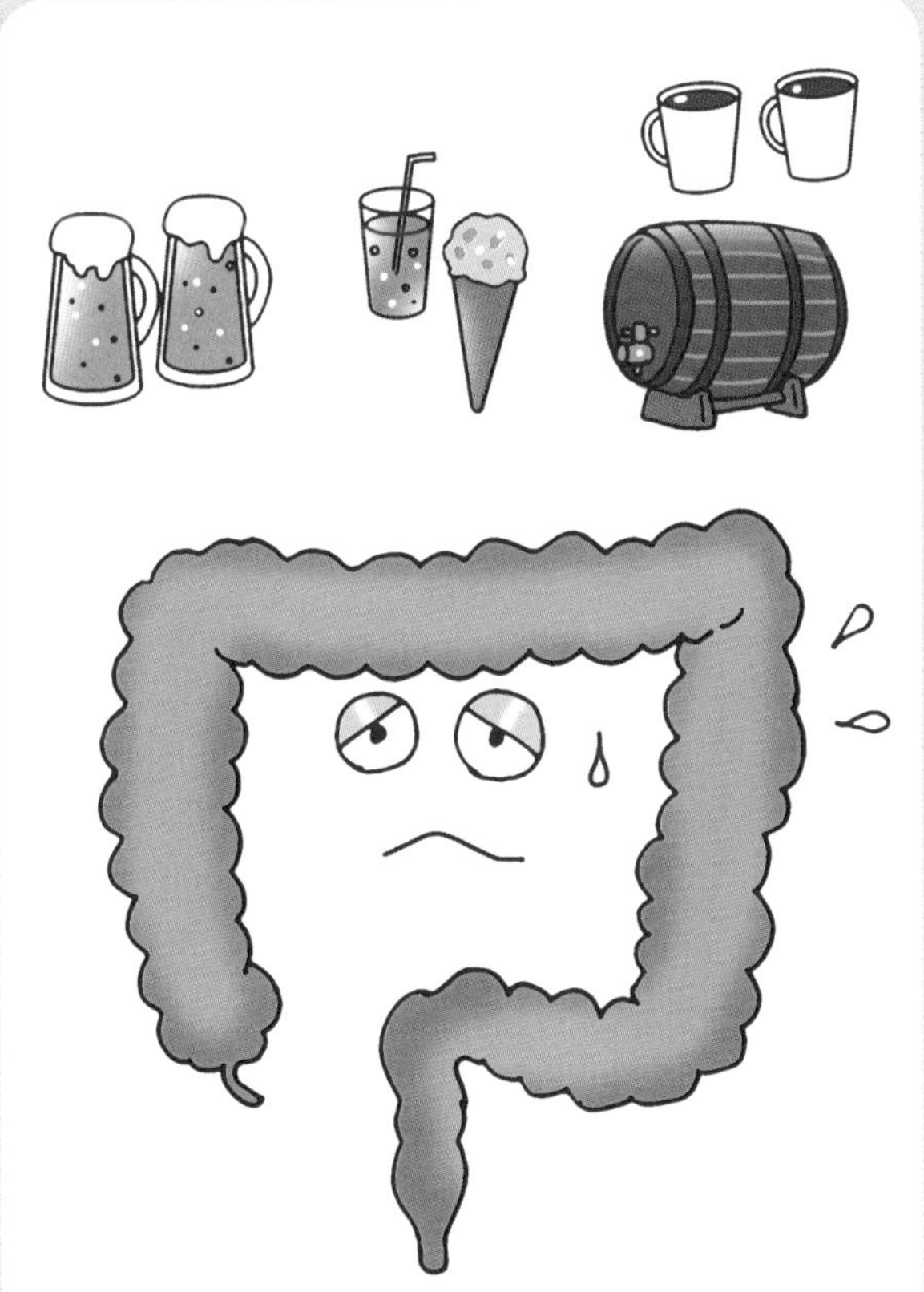

IBSに限らず、お腹の調子が悪いときは冷たい飲み物やお酒は控えるべきです。ですが、IBSの食事療法中であっても、お酒やビールがストレスの発散になり、治療によい結果をもたらすことにもなります。とはいえ、これは飲み物だけでなく、ほかの食材にもいえることですが、好きだからといって一度にたくさん摂取することは問題です。

IBSと食事療法⑥

腸で吸収されにくいFODMAP

IBS《アイビーエス》などの治療で、現在FODMAPが話題になっています。カタカナ読みで「フォドマップ」と呼ばれていますが、これは小腸で吸収されにくく、大腸内部で発酵を起こす4つの糖質を表すものです。その4つとは、オリゴ糖、二糖類、単糖類、ポリオール（糖アルコール）で、その英語読みの頭文字を並べてFODMAPといいます。

吸収されずに大腸に向かったこれらの糖類は、大腸内の細菌の作用によって発酵しガスを作り出します。そして**腹痛や腸管の異常運動**を起こし、下痢や便秘を引き起こすと考えられています。

このため、これら4つの糖を含んだ食材を摂取することを避けて、下痢や便秘にならないようにするというのが、FODMAPに基づく治療となります。実際にIBSの患者さんの効果も報告されており、IBSの食事療法として、低FODMAP食事療法が注目されています。実際に試す場合にはかかりつけの医師に相談しましょう。

腸で吸収されにくく、発酵を起こす食材

	高FODMAPの食材	低FODMAPの食材
穀類	小麦、大麦、ライ麦、うどん、そうめん、ラーメン、パスタ、ケーキ、ピザ、たこ焼き、お好み焼き、ドライフルーツ、クッキー、パン、トウモロコシ、パイ、マフィン、ドーナツ、はちみつ、焼き菓子など	米、米粉、そば、小麦粉不使用食品、タコス、スターチ、ポップコーン、オートミールなど
野菜	豆類、アスパラガス、ネギ、ピーマン、ごぼう、玉ねぎ、ニラ、セロリ、納豆、大豆、フライドポテト、ニンニクなど	トマト、ナス、パセリ、ニンジン、サツマイモ、カボチャ、レタス、きゅうり、タケノコ、オリーブ、白菜、カブ、ブロッコリー、ズッキーニ、タピオカ、ホウレンソウ、豆腐、もやし、ジャガイモ、ポテトチップス(少量)、オクラ、チンゲンサイなど
果物類	リンゴ、スイカ、桃、梨、ザクロ、グレープフルーツ、アボガド、あんず、干しブドウ、西洋梨、柿、プルーン、グアバ、ライチ、マンゴーなど	イチゴ、バナナ、ブドウ、オレンジ、ブルーベリー、メロン、キウイ、レモン、ライム、栗、ドリアン、ココナッツなど

近年、FODMAPを摂取することを抑えてお腹の調子を取り戻すという治療方法が注目されており、IBS治療の現場でも用いられてきています。表は「高FODMAP食材」と「低FODMAP食材」の分類表で、このほかにも乳製品や発酵食品ごとの分類があり、多くの食材が挙げられ、分類されています。

IBSと食事療法⑦

FODMAPとの付き合い方

FODMAP《フォドマップ》は海外で提唱された考え方で、日本でもIBS《アイビーエス》などの治療に応用しようとする動きがあります。実際に海外の論文などを見てもその有効性が報告されています。

ただし前ページに挙げた、FODMAPをたくさん含んでいる食材と少ない食材の一覧表を見ると、膨大な種類がリストアップされており、これだけ多くの食材を、**日常の3回の食事の中で気を付けるのはかなり困難**といえます。患者さんによってはFODMAPを気にしすぎて、逆にそれがストレスになってしまうこともあるかもしれません。一方で、極端な食生活をしないという前提で、食事を楽しむことでストレスを軽減させ、それがIBSの治療にプラスになるというやり方もあります。また、FODMAPは比較的新しい考えなので、現在データが集められている状況であり、不明な点もあります。

ご自身がFODMAPの考えを導入したいと思い、さらにストレスなく続けられるのであれば行ってもよいのではないでしょうか。医師とよく相談してみてください。

FODMAPをIBSの治療において上手に使いこなすには

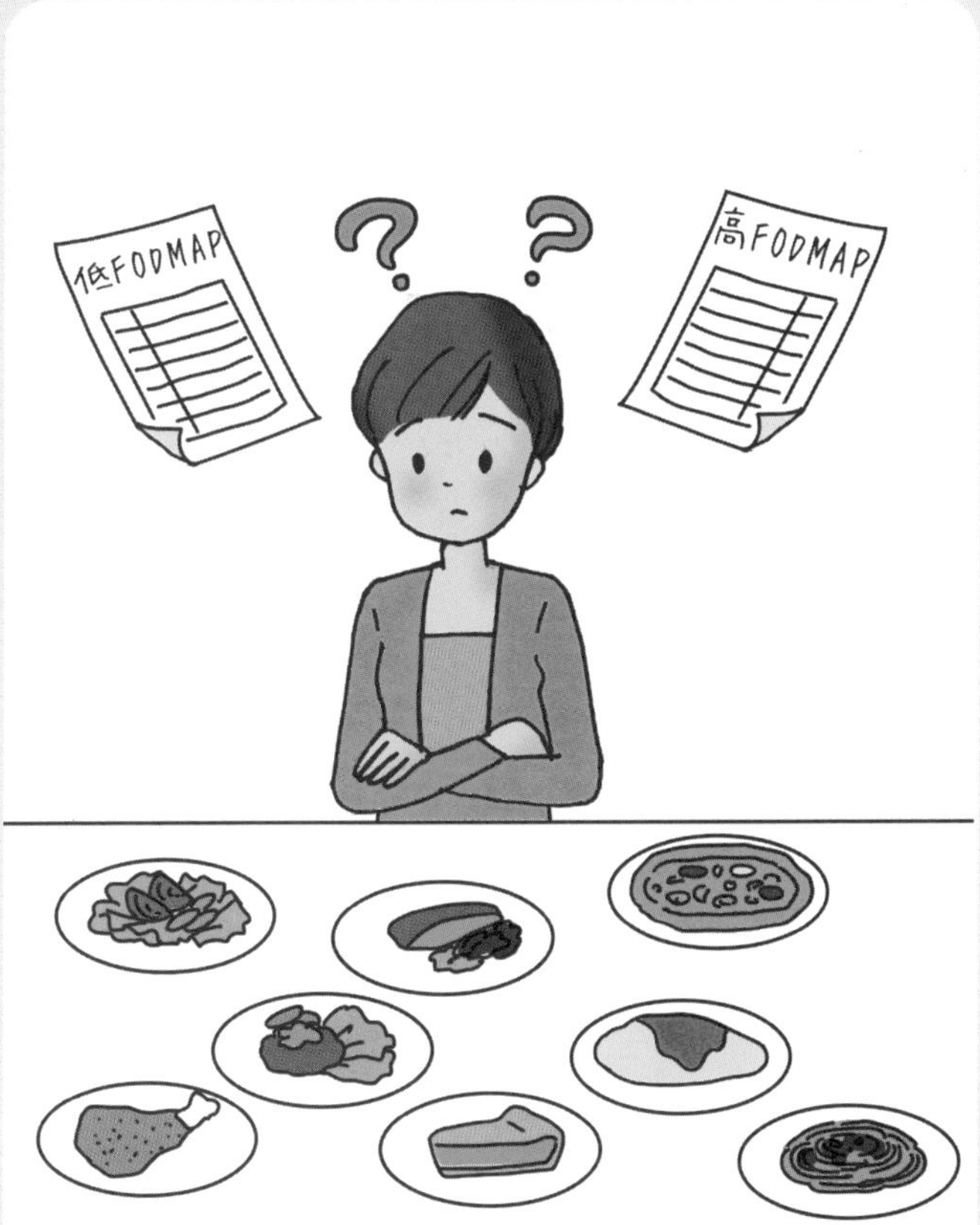

143ページの表にもあるように、FODMAPのリストには非常に膨大な数の食材がアップされています。医師と相談しつつ、苦労せずに続けられる患者さんが実践するのが、FODMAPとの正しい付き合い方だといえるでしょう。

column

IBSに悩まされた歴史上の人物たち

歴史をひも解いてみると、多くの有名な人物たちがIBS《アイビーエス》に悩まされていたようです。

豊臣秀吉《とよとみひでよし》の家臣で、慶長5(1600)年10月21日に徳川家康《とくがわいえやす》と天下分け目の関ケ原の戦いを行った石田三成《いしだみつなり》は、戦場に向かうときや、戦いに敗北したあと追っ手から逃げているさなかに極度の腹痛と下痢で苦しんでいました。生死を分ける戦いの前や、敵につかまるかもしれないという不安感がストレスになり、IBSの症状が出たと見られます。

もともと三成は、戦場で大活躍する「猛将タイプ」ではなく、豊臣政権の内政や外交をやりくりする「官僚タイプ」の武将でした。おそらく、日ごろから豊臣政権を背負っているというストレスにさらされていたのかもしれません。

鹿児島の英雄・西郷隆盛《さいごうたかもり》は、幕末や明治政府の中心人物となって活躍していたころ、ひどい下痢に悩まされていたといいます。とくに幕府の将軍・徳川慶喜《とくがわよしのぶ》が政治権力を手放すことになった「大政奉還」のころには、1日に50回も下痢の症状に悩まされていたといわれます。このとき西郷は、さまざまな調停活動を行っていたのですから、それがストレスになっていたとしても不思議ではありません。西郷隆盛はおおらかで、器の大きな人物というイメージがありますが、その彼ですら、ストレスによるIBSを発症していたようです。

歴史上の人物の病気はあくまで古文書などからの推測にすぎませんが、IBSはどうやら多くの偉人たちを苦しめていたようです。

第5章

IBSと向き合う心がまえ

向き合う心がまえ①

ストレスを感じないようにすることの大切さ

IBS《アイビーエス》を発症する大きな要因として、**ストレス**があります。ストレスの内容というのは人によってさまざまであり、またある人にとっては大丈夫なレベルのストレスであっても、別の人にとってはつらい状況になってしまうこともあります。

大まかにいって、IBSの患者さんは物事の先を見越したり、自分や他者との距離感に気を使う人が多い傾向にあります。仕事を緻密《ちみつ》にやり遂げたり、勉強のスケジュールをきっちりと立てたりする人も、IBSになりやすいといわれます。また、はたから見てズボラな感じでも本質的には細かいところに気を向ける性質の人が多いものです。

そうした考え方はすぐには変えることができませんし、その人の個性でもあるので**無理に変える必要もありません**。ですが、IBSの治療を行う際には、そうした考え方をちょっと変えるだけで、よい結果に結びつくことが多いといえます。「治らないのではないか」と思い込まず、「必ずよくなる!」と考えて、治療に取り組みましょう。

また、完全に治すというよりは、75点ぐらいを目標としてＩＢＳとうまく付き合っていくことも大切です。

「治るんだ!」と前向きに考えることが大切

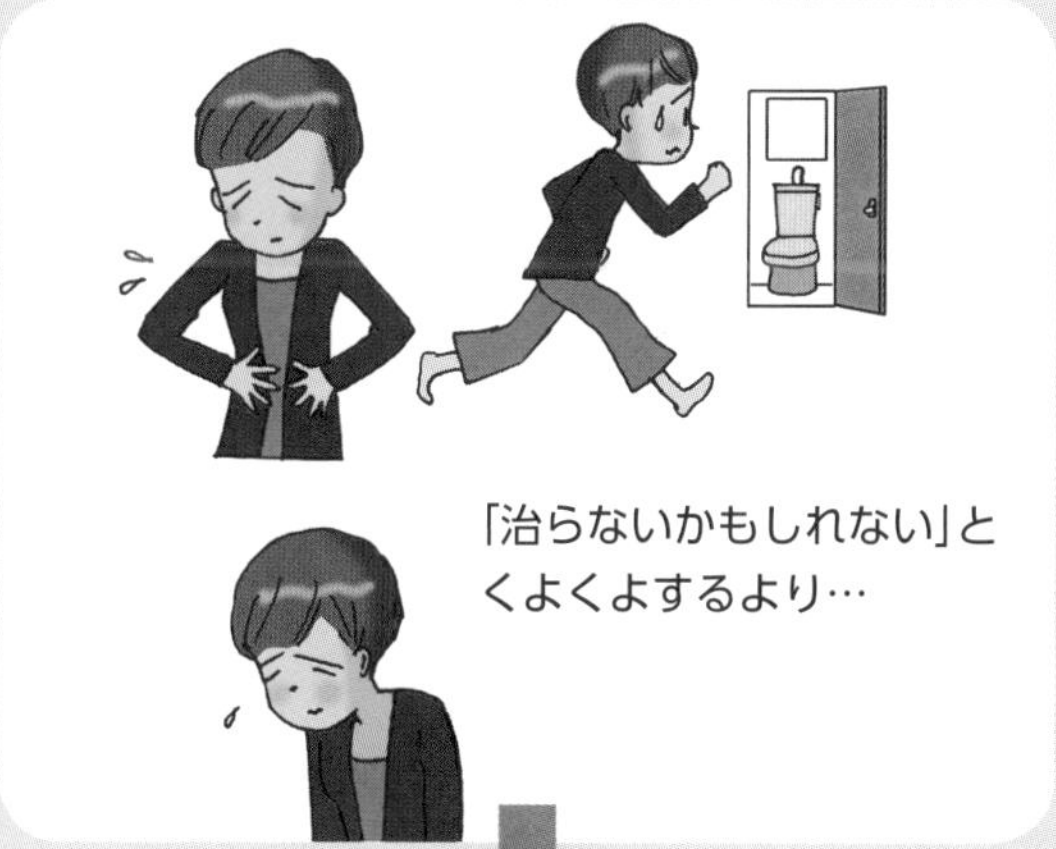
「治らないかもしれない」とくよくよするより…

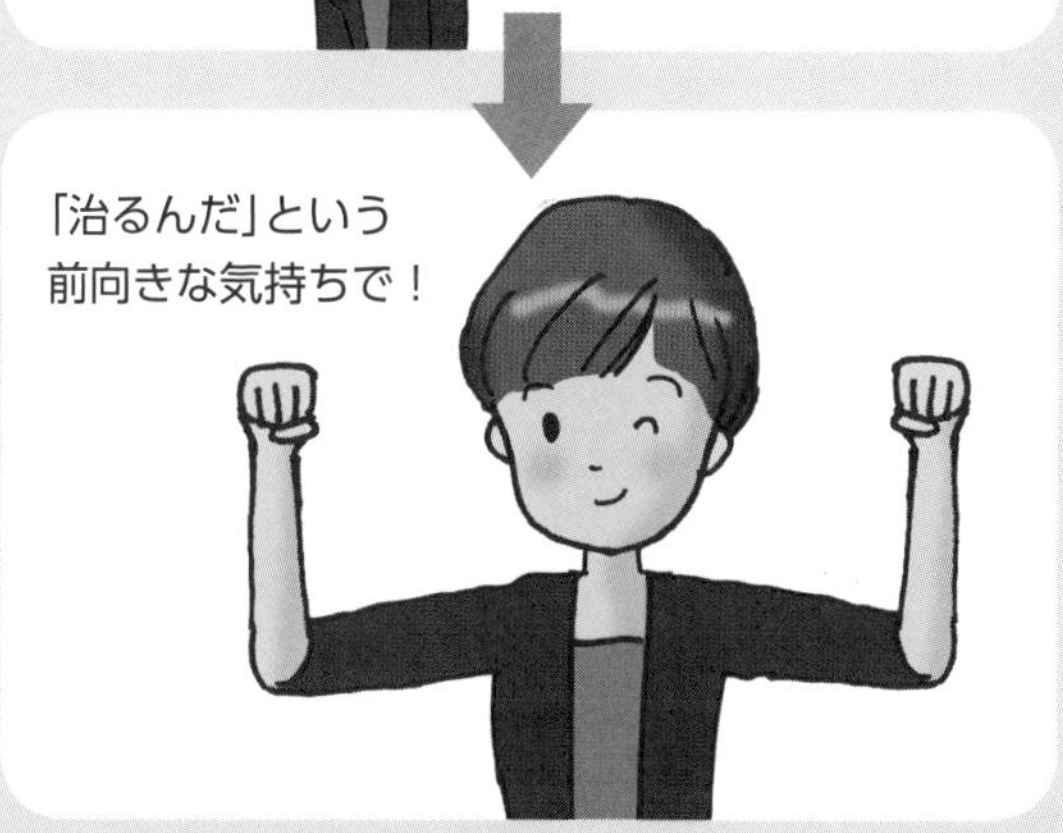
「治るんだ」という前向きな気持ちで！

つらい便通異常や腹部不快感が続くと、どうしても悪いことを考えてしまいます。しかし、それがかえってＩＢＳの治療に悪影響をもたらします。「ＩＢＳは必ずよくなる！」と考えて前向きに取り組むことが、体調をコントロールし、ＩＢＳを克服するうえでの近道になります。

向き合う心がまえ②

IBSの患者さんは「弱い人？」――IBSは体質の病気

昔より少なくなったとはいえ、いまだに社会では、ストレスでお腹の調子が悪くなる人を「ちょっとしたことでお腹を壊す、ひ弱な人」と見なす風潮が根強く残っているようです。患者さんの中にも、自分のことをそう考えてしまう人がいるかもしれません。

でも、IBS《アイビーエス》にかかる人は本当に「ひ弱な人」なのでしょうか？ 第1章でも述べましたが、ストレスなどによって引き起こされるIBSは、基本的に誰でもかかる病気です。そしてIBSになる人は、**とくにストレスによって下痢や腹痛を起こす、敏感でデリケートな体質**なのです。つまり、アレルギー体質で苦しんでいる人を「ひ弱な人」ととらえるほどの大きな間違いです。IBSは、人としての「強さ」「弱さ」を判別する基準ではありません。

前のページでも述べましたが、IBSの患者さんには、緻密《ちみつ》に物事を進める人や、周りのことに目が行く人が多いという研究データもあります。逆にいえば、仕事にせよ対人関係にせよ、**非常に深く考え、また視野の広い人である**可能性が高いといえます。

「過敏性腸症候群」の「過敏」とは決して悪い言葉ではなく、敏感が過ぎるという、単なる体質を表しているにすぎません。むしろ、ＩＢＳの治療に取り組む患者さんは、自分の体質に向き合って病気と闘う「強い人」だといえるのです。

IBSになるのは「ひ弱な人」ではない

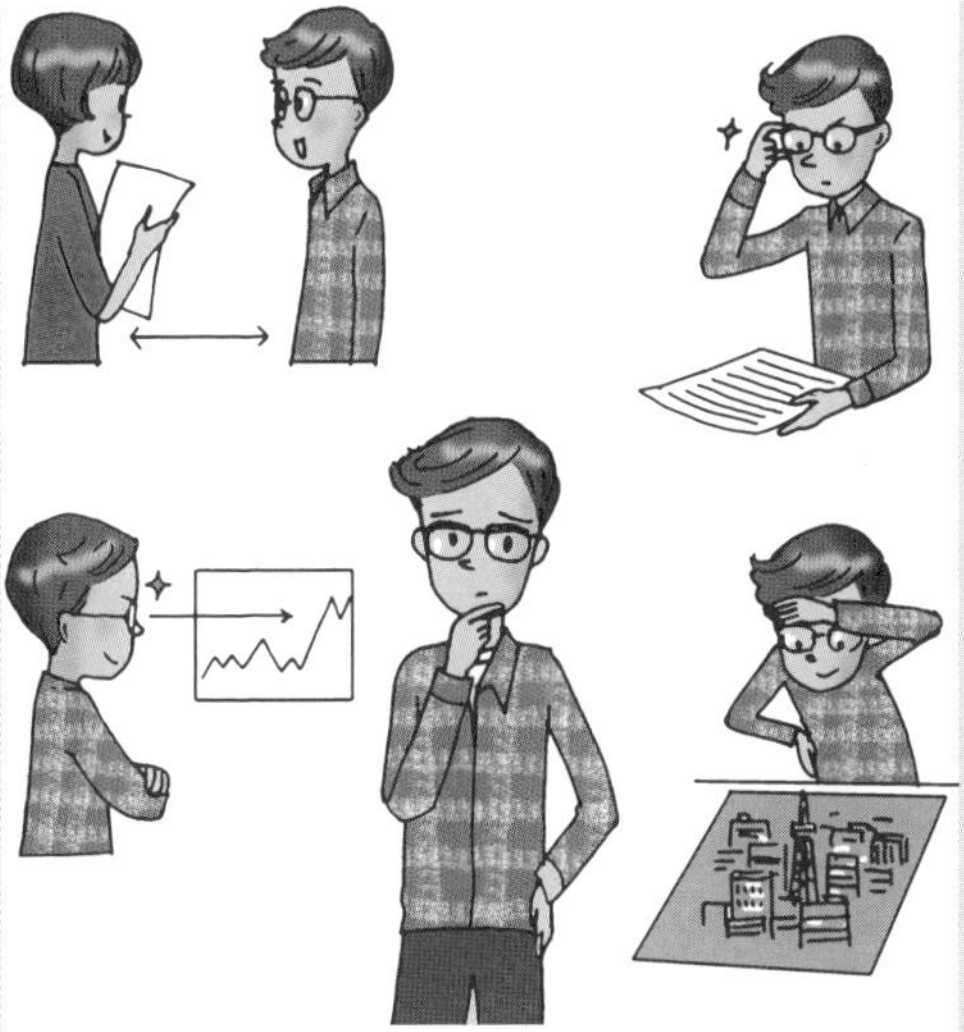

ＩＢＳになっている人を「ひ弱な人」と見なす傾向がまだあるようですが、そんなことはありません。患者さんは、ストレスによって大腸が過敏になる「体質」なのであって、その点からいえば、そのほかの多くの病気と本質的には同じです。ＩＢＳは、「強い人」と「弱い人」を判別する基準ではありません。

向き合う心がまえ③

食事療法とはいっても、楽しさは必要

第4章では、食事療法について触れ、実践したほうがよいこと、逆にやらないほうがよいことなどをいくつか紹介しました。しかし、相反することをいうようですが、基本的にはＩＢＳ《アイビーエス》になったからといって、**食べてはいけないという「禁忌」はありません**。大切なのは、何事も過度に摂取したり、極端にやめたりしないように気を付けるということです。

下痢症状がひどいときは、やはり刺激のある食べ物や冷たい飲み物はいつもより控えたほうがよいのは当然ですが、ＩＢＳだからといって、せっかくの好物を一切食べないようにすると、それが逆にストレスになってしまいます。お酒もたくさん飲むのではなく、少し抑えて、気のおけない仲間や友だちと飲めばストレスの解消になります。

第4章で上げたコツは、あくまでも基準であって、ＩＢＳの患者さんはそれを理解し、医師の指導を受けながら、**よい意味で「いい加減」な考え方**をしたほうが、ＩＢＳの症状の消失につながることになります。

好きな食べ物を楽しんで食べることが大切

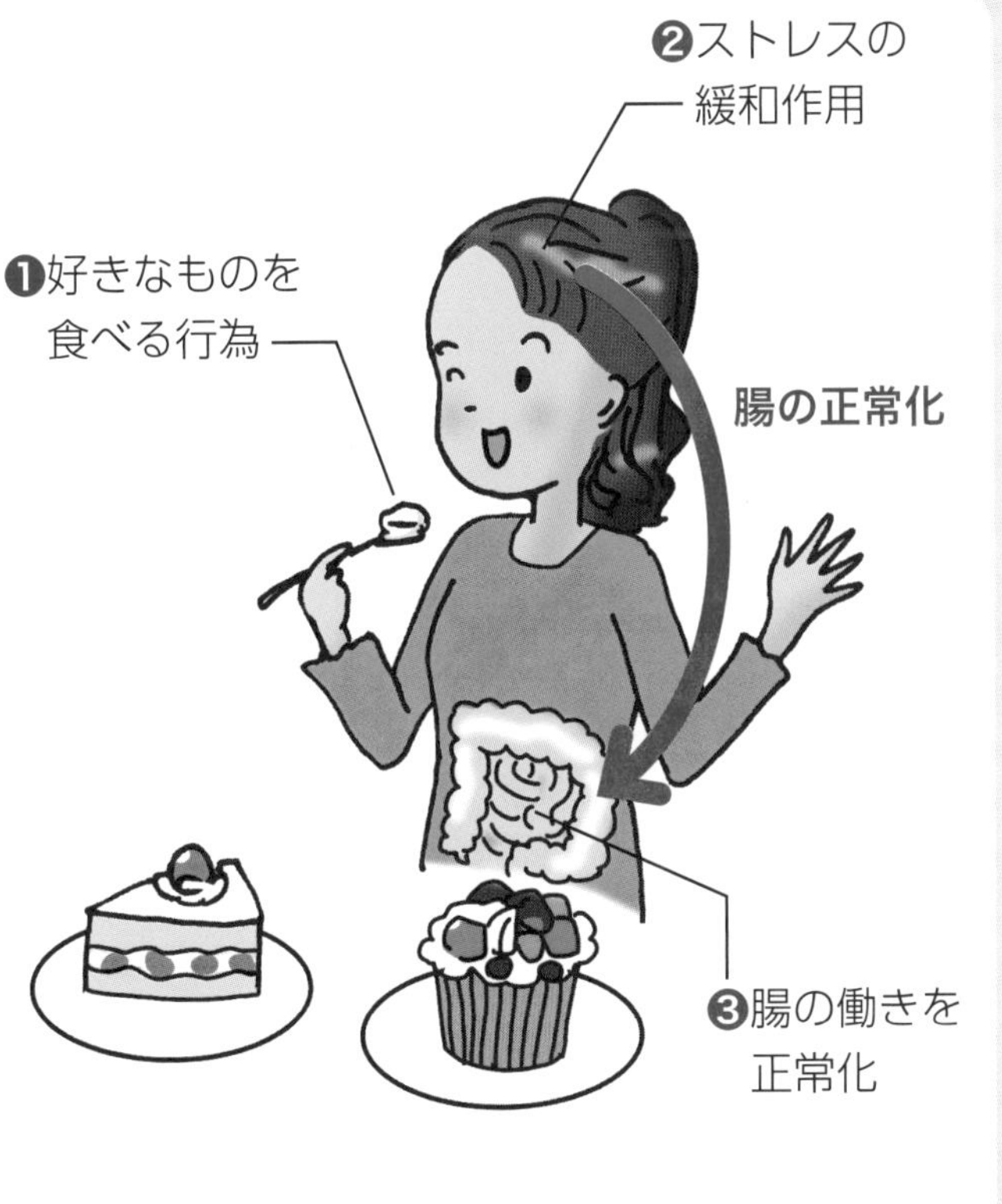
❷ストレスの
緩和作用
❶好きなものを
食べる行為
腸の正常化
❸腸の働きを
正常化

IBSのときにあまり摂取してはいけない食べ物を「なるべく摂らない」ことは腹部症状を抑えるうえで重要ですが、一切断ってしまうと、せっかくの楽しい食事がつまらなくなり、逆にストレスとなってしまいます。基本的に、IBSの食事療法で絶対に食べてはいけない食材はないので、食べ過ぎ飲みすぎに注意して楽しみながら食べましょう。

向き合う心がまえ④

十分な睡眠をとることは大事だが……

IBS《アイビーエス》の治療で生活習慣を改善するとき、睡眠を十分にとることは大切です。一般に、7時間ほどの睡眠で疲れはとれますが、翌日の会議や試験、試合などが気になって、2、3時間しか眠れなかった、ということもあるかもしれません。

そのような場合も「7時間の睡眠ができなかった……」と悩むのではなく、「2、3時間は眠れたな！」と考えてみましょう。極端なことをいえば、2、3時間しか眠れなかったとしても、**起きたときに爽快で満足できればそれでよい**のです。不眠が続くときは、何らかの治療をしないといけないでしょうが、IBSの治療という観点からすれば、「しっかり睡眠がとれなかった」と考えるよりも「横になって、まあまあ疲れはとれたな」ぐらいの気持ちで臨んだほうが、より効果が上がることがあります。寝不足で体の疲れが十分にとれないのは「事実」ですが、**寝不足はストレスになるはずだという「考え方」は、なるべくしない**ようにするということです。また、昼間はできるだけ外に出て太陽の光に当たりましょう。

太陽の光が体内時計をリセットしてくれます。

決められた睡眠時間を達成できないことがどうしても気になるようなら、生活指導をしてくれている担当の医師に相談してみましょう。それだけでも気が楽になるはずです。

睡眠は本人の満足度がポイント

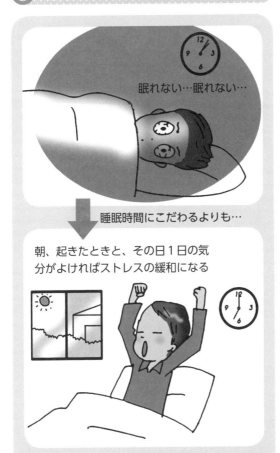

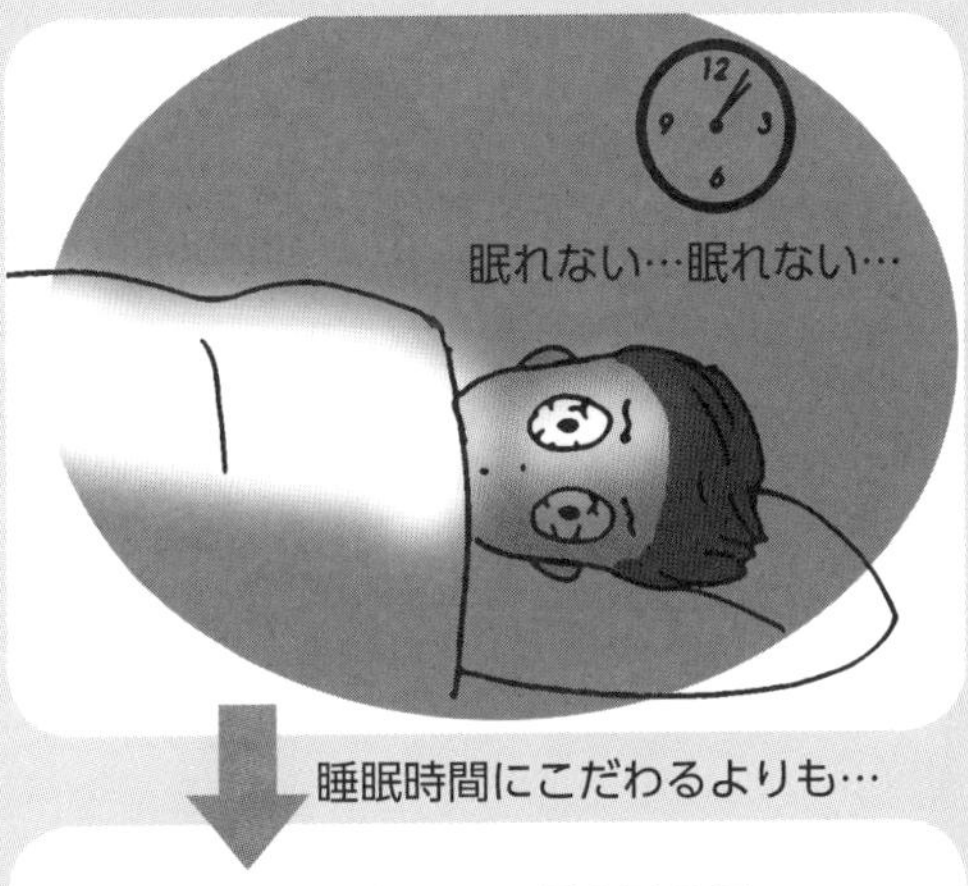
眠れない…眠れない…
睡眠時間にこだわるよりも…
朝、起きたときと、その日１日の気分がよければストレスの緩和になる

IBS治療における生活習慣の改善の視点からすれば、睡眠は時間よりも患者さん本人の満足度のほうが重要といえます。ただし不眠が続く場合は、やはり肉体そのものの疲れがとれなくなりますし、ほかの病気の可能性もありますので、医師に相談しましょう。

運動や余暇は楽しくやることが基本

第4章でも少し述べましたが、IBS《アイビーエス》に効果がある運動はいくつもあります。どれも有効ではありますが、**「必ずやらなければならない」とは思わない**ことです。

一番簡単なのはやはり散歩で、これは高齢の方でも簡単に実行できます。大切なのは、外に出て歩くということであり、気分転換にもなります。最初は5分、次に10分と時間を延ばしていけば、「外に出ても下痢や腹痛の症状が出なくなった」という自信にもつながります。これもIBSの行動療法の1つといえます。

一番大切なのは、楽しく続けることです。散歩やラジオ体操ではなく、自分の趣味に合った運動でもかまいません。これは食事療法にも関係しますが、「楽しく続ける」ということが最大のポイントとなります。楽しいと感じると、脳が多幸感を感じ、それが脳腸相関《のうちょうそうかん》を介して腸管の運動や感覚にもよい影響を与えます。

「IBSを治す」という最終的な目的を見すえて頑張るのはよいことですが、単純に目の前のことを楽しんでそれを積み重ねていくことで、やがて目標であるＩＢＳの症状改善につながるという考え方をしてみてはいかがでしょうか。

運動や余暇を楽しみながら続ける

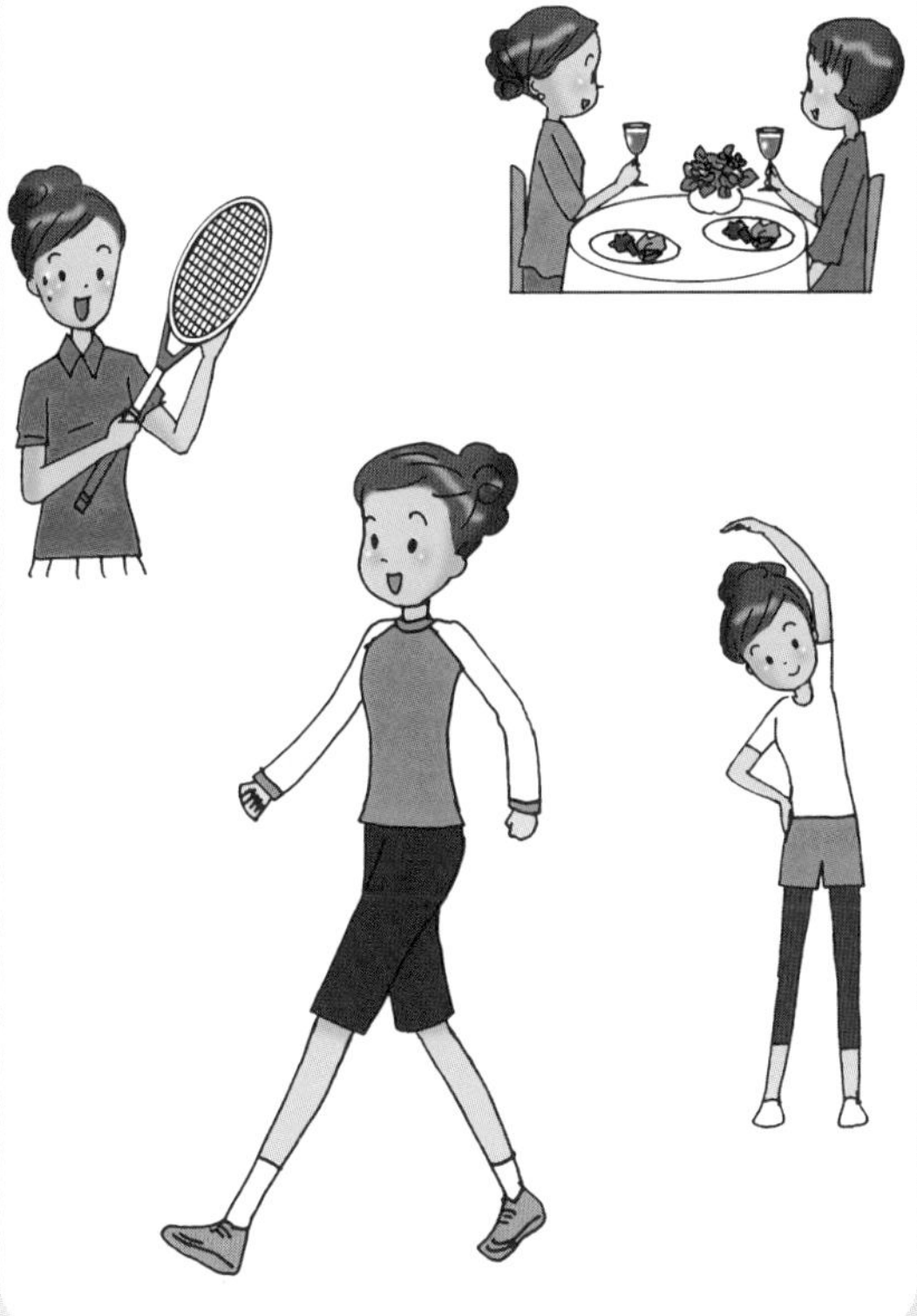

運動療法のメリットは、体を動かすこと自体が内臓の活動を良好にするというだけでなく、気分転換もポイントになります。自分の好きなスポーツ、それがないなら散歩やラジオ体操など、なるべく外に出て続けられるほどの楽しい運動を心がけましょう。食事療法も同じで、何事でも「楽しさ」を感じられることが重要です。

向き合う心がまえ⑥

「75%の生き方」でIBSを克服する

現代社会には、仕事や勉強、人間関係、経済的な心配など、非常に多くのストレス要因があふれています。そうした中で、多くの人たちは成果を上げることを求められたり、または自分で大きな目標を成し遂げようと努力し、中にはストレスに追い込まれてしまっている人もいます。ＩＢＳの治療でも100％の完璧さを求めて、それがストレスになってしまう人もいます。

100％の成果を求めることは必ずしも間違いではありませんが、毎回100％の成果を挙げられるわけではありません。反省は必要ですが、悩みすぎるとよい結果にはなりません。「仕事で失敗したけど、反省も十分したし、まあ、いいか。気分転換しよう」ぐらいの**よい意味でのいい加減さ**を持ったほうが、翌日からの活力を生み出してくれます。

「100％を目指す生き方」もよいのですが、ＩＢＳ《アイビーエス》の患者さんは**「75％で良しとする生き方」**をしてみてください。「25％も不完全だ」とマイナスに感じるのではなく、人生において何

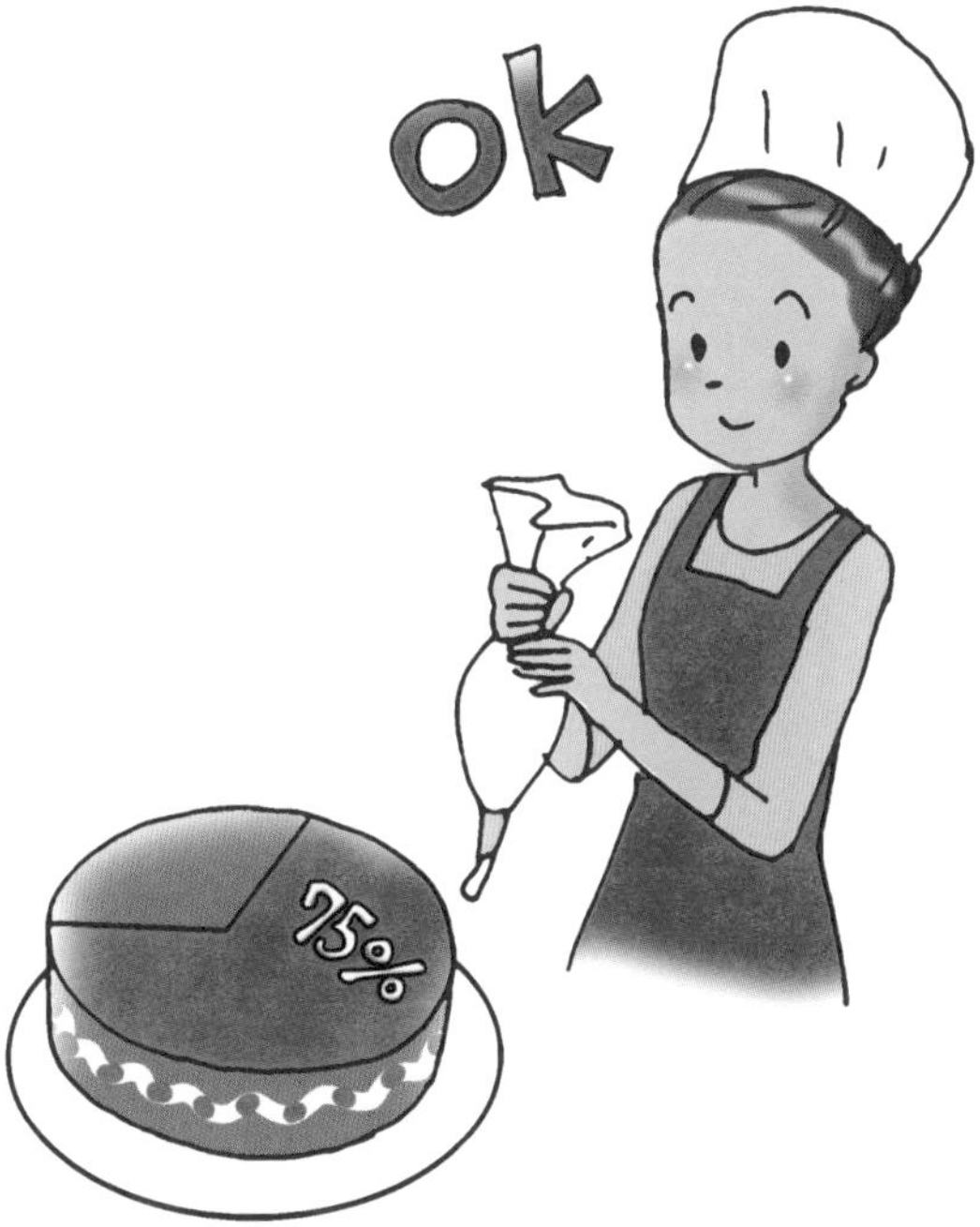

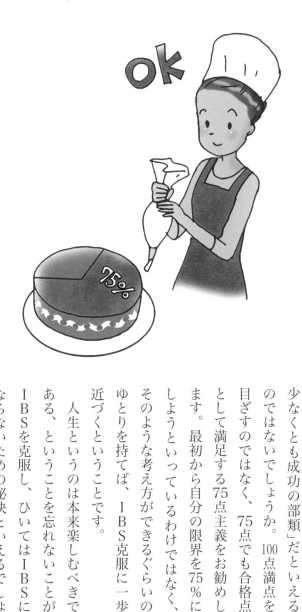

でも「70％以上うまくいっていれば、少なくとも成功の部類」だといえるのではないでしょうか。100点満点を目ざすのではなく、75点でも合格点として満足する75点主義をお勧めします。最初から自分の限界を75％にしようといっているわけではなく、そのような考え方ができるぐらいのゆとりを持てば、ＩＢＳ克服に一歩近づくということです。

人生というのは本来楽しむべきである、ということを忘れないことがＩＢＳを克服し、ひいてはＩＢＳにならないための秘訣といえるでしょう。

●監修者

医学博士 **鳥居 明**（とりい あきら）

日本内科学会認定医・日本消化器病学会専門医・日本消化器内視鏡学会専門医・日本医師会認定産業医・日本医師会認定健康スポーツ医
1955（昭和30）年2月23日生まれ。東京慈恵会医科大学医学部を卒業し、同大学院博士課程を終了。神奈川県立厚木病院医長、東京慈恵会医科大学附属病院診療医長、東京慈恵会医科大学助教授を経て、鳥居内科クリニックを開設。現在、東京都医師会理事。「地域住民の生きがいのある生活のための病気の予防と医療の提供」を理念に診療を行っている。
所属学会：日本内科学会、日本消化器病学会（評議員）、日本消化器内視鏡学会（支部評議員）、日本癌学会、日本肝臓病学会、日本大腸肛門病学会、日本平滑筋学会（評議員）、日本消化管学会（代議員）、日本食道学会、日本神経消化器病学会（理事）

●参考文献

- 日本消化器病学会＝編、日本消化管学会／日本神経消化器病学会＝協力
  『機能性消化管疾患診療ガイドライン2014 ― 過敏性腸症候群（ＩＢＳ）』（南江堂）
- 本郷道夫＝編『実地医家のための消化器診療シリーズ ＩＢＳ診療の手びき』（ヴァンメディカル）
- Jeffrey M. Lackner＝著、佐々木大輔＝監訳・解説、細谷紀江／佐藤 研＝訳
  『ＩＢＳ克服 10のステップ』（星和書店）
- 浦部晶夫／島田和幸／河合眞一＝編『今日の治療薬2020』（南江堂）
- 伊藤正裕／中村陽市＝編『これでわかる！ 人体解剖パーフェクト事典』（ナツメ社）

カバーデザイン／cycledesign
本文・カバーイラスト／小林裕美子
校閲／山口芳正
執筆協力／小林直樹
編集協力・本文デザイン・DTP／knowm（和田士朗・大澤雄一）

図解 よくわかる
過敏性腸症候群で悩まない本

2020年7月1日 初版第1刷発行

監修者 鳥居 明
発行者 廣瀬 和二
発行所 株式会社 日東書院本社
〒160-0022 東京都新宿区新宿2丁目15番14号 辰巳ビル
TEL：03-5360-7522（代表） FAX：03-5360-8951（販売部）
URL：http://www.TG-NET.co.jp
印刷·製本所 図書印刷株式会社

ISBN978-4-528-02285-0 C2047